歯科口腔抗菌考

むし歯菌・歯周病菌・カンジダ菌の
研究がもたらしたもの

広島大学大学院
医歯薬保健学研究院 教授
二川浩樹

「口腔を抗菌する」という考え方

　寿命が伸び、永久歯を維持することの重要性が叫ばれています。その一方で、高齢化とともに沸き起こる問題、世代毎に指摘される問題も実に多種多様です。

　中高年では、歯周病と糖尿病をはじめとした全身疾患との関連性。高齢者では、口腔乾燥による口腔内環境の悪化・義歯の不調、義歯の装着に伴うカンジダ菌の増殖など。介護の現場などでは、義歯や咬み合わせの不調に伴う低栄養や、口腔内細菌による誤嚥性肺炎……と。

　私は、広島大学歯学部の補綴学教室で臨床と研究を行ってきましたが、入局して間もない頃から、障がい者施設や精神病院で診察する機会が多くありました。

　どの施設でも、1年目は、多くの患者さんが「治った」といってくれます。しかし、時間が経過するに連れ、治療したはずの患者さんが、さらに悪くなって来院しました。挙句の果てには冠を被せることさえできなくなり、抜歯し、前後の歯を削ってブリッジせざるを得ないケースも少なくはありませんでした。そして、噛めるようになったら患者さんは喜んで帰っていく。しかし、数年で、そのブリッジも駄目になって来院されるというようにどんどん悪くなる方が多かったのです。

　このような施設にいる方の多くは、口腔内のセルフコントロールさえも難しい状態にあります。先天的に障がいをお持ちの方や、ある日突然、脳血管障害で麻痺が起こり、思うようにブラッシングできなくなっ

た方。こういった「セルフコントロールが難しい患者さん」のために、歯科分野からできることはないかと模索し続けました。

　今でも、その思いを胸に、どうすれば少しでもう蝕や歯周病のリスクを減らすことができるのかを必死に考え続けています。今後、高齢化の進む中、要介護の方も増加しており、似たような状況に陥ることが予想されます。

口腔内に生息する菌
　口腔内には、腸内以上に多種類の微生物が生息しており、これを口腔内微生物叢、またはオーラルフローラ（Oralflora；口の中のお花畑の意味）と呼んでいます。オーラルフローラには、腸内フローラ同様、病原微生物も存在し、さまざまな口腔疾患や全身への感染などを引き起こすことが知られています。

　健常⇔病的状態における菌叢の変化については十分な研究がなされていないのが現状ですが、次世代シークエンサーの登場によってメタゲノム解析が可能になり、菌叢の変化と病的状態の相関性について、縦断的な研究が待たれるところです。

　口腔内微生物叢と口腔の健康が、切っても切れない関係にあることはよくご存知だと思いますが、臨床でのエビデンスには、まだまだ今後すべきことが山積みです。

プロバイオティクスと口腔内抗菌

　口腔由来の微生物による病原性のリスクを減少させるためには、これらの菌を持続的にコントロールできるものが必要であり、なおかつ適切なコントロールを行えるものでなければなりません。

　大切なのは、菌同士の相互作用。上述の通り、オーラルフローラは腸内フローラと非常に類似しており、悪玉菌と善玉菌が混在しています。また、構成菌の中にラクトバチルスが含まれることも、腸内フローラとオーラルフローラの共通点です。菌同士の相互作用により口腔疾患をコントロールすることは、「効果が一瞬ではない」という点と、「常在菌叢を破壊せず、改質できる」点が大きなメリットだといえます。

　口腔内の感染症を考える上で、アンチバイオティクスからプロバイオティクスへの概念の変化、つまり治療歯科から予防歯科への移行を目指しています。そして、この研究は「L8020菌」の発見として、一定の成果をあげつつあります。

固定化抗菌成分

　障がいをお持ちの方や要介護の方などは、う蝕などのリスクが非常に高く、この状態を早期に改善しなければならない状況にあります。このような患者さんに対して、口腔内に用いる消毒薬を歯に固定化し、歯自体を抗菌加工することを研究してきました。

固定化消毒薬を用いることができれば、口腔内でも持続的な抗菌作用が期待できます。また、「固定化」することで口腔内常在菌や生体への影響をミニマムにできるという利点があります。
　その研究成果は、歯科以外のより広い分野でも抗菌性を維持することを可能とした固定化抗菌成分「Etak」として活用されはじめています。多くのメーカーの協力を得ながら、さらに多くの製品をお届けしたいと考えています。

　本書では、このプロバイオティクスの概念のもとで発見した「L8020菌」と、消毒薬を固定化するという概念のもとで開発した「Etak」についてご説明させていただきます。
　その中でも、L8020菌の「抗菌ペプチド（バクテリオシン）」について、ぜひ語らせていただきたい。
　従来から「生菌を前提としたプロバイオティクス」が広告され定着しています。しかし、実は「抗菌ペプチド」こそが、口腔抗菌の中核をなす成分ではないかと考えています。
　近い将来、予防歯科の一分野として確立でき、亡くなる直前まで自分の歯を健康に保ち、最期の時まで元気に噛める。そんな夢の実現への一助となれたら幸いです。

平成27年11月吉日
二川浩樹

CONTENTS

口腔感染症 研究開発前夜

第1話	想像を絶する菌の増殖スピード	12
第2話	菌の増殖により、バイオフィルムを形成	14
第3話	常に感染症のリスクがある口腔内	16
第4話	人類の歴史は「歯周病との戦い」だった	18
第5話	歯周病治療の歴史は始まったばかり	20
第6話	歯周病菌、LPS、サイトカイン	22
第7話	歯周病と全身疾患の怖い関係性	24
PICK UP	歯周病菌連鎖	26
第8話	歯周病と誤嚥性肺炎	28
第9話	歯周病と糖尿病	30
第10話	歯周病は女性を狙う	32
第11話	歯科とカンジダ菌	34
第12話	感染症とアンチバイオティクス	36
第13話	アンチバイオティクスと耐性菌	38
第14話	プロバイオティクスとは？	40
第15話	プロバイオティクスで菌バランスを持続的にコントロール	42
第16話	腸内フローラと類似するオーラルフローラ	44
第17話	プロバイオティクスを口腔適用できないか	46
第18話	リスクコントロールとしての口腔プロバイオティクス	48

L8020 むし歯菌・歯周病菌・カンジダ菌を抑制するための乳酸菌、抗菌ペプチドについて

第 1 話	口腔プロバイオティクスを叶える乳酸菌の予感	52
第 2 話	歯科疾患のために　全身疾患のために	54
第 3 話	ヒトの口腔由来　高い安全性	56
第 4 話	発見！むし歯菌、歯周病菌に強い乳酸菌	58
第 5 話	カンジダ菌にも効くぞ！	60
第 6 話	そして、L8020菌が誕生した	62
第 7 話	L8020菌が、むし歯菌を抑制	64
第 8 話	ヒト試験によるむし歯菌・歯周病菌に対する効果の検証 ①試験概要	66
第 9 話	ヒト試験によるむし歯菌・歯周病菌に対する効果の検証 ②試験結果	68
第10話	L8020菌の抗菌メカニズムを追究	70
第11話	「抗菌ペプチド」の可能性	72
第12話	L8020菌の抗菌ペプチドを探す	74
第13話	L8020菌の抗菌ペプチドKog1、Kog2の抗菌力	76
第14話	カンジダ菌の破壊を撮影	78
第15話	抗菌ペプチドが歯周病菌連鎖を断ち切る！？	80
第16話	LPS不活性化、サイトカイン抑制	82
第17話	L8020菌の抗菌ペプチド入りタブレットの研究開発	84

CONTENTS

Etak（イータック）　「歯の抗菌」という視点から生まれた固定化抗菌成分

第 1 話	歯を抗菌するという発想	88
第 2 話	抗菌性の洗口剤はバイオフィルム菌に対抗できるか	90
第 3 話	固定化抗菌成分Etakの誕生	92
第 4 話	歯科医療での応用を考えていたが……	94
第 5 話	旧友と水槽と、大学発のベンチャー企業	96
第 6 話	Etakの固定化力の検証	98
第 7 話	新型インフルエンザの流行	100
第 8 話	マスクを抗菌するという発想	102
第 9 話	ノロウイルス、アデノウイルスへの対抗	104
第10話	Etakの抗菌・抗ウイルス作用	106
第11話	固定化抗菌成分Etakだからできること	108
第12話	Etakの高い安全性	110
第13話	化粧品としても使える将来展望	112
第14話	皮膚への固定化力	114
第15話	手に固定化した場合のインフルエンザ発症率	116
第16話	教室をEtakで抗菌してみたら	118
第17話	Etakを医療現場のバリアプロテクション強化に	120
第18話	医療現場での認識に注意	122
第19話	今度こそ、Etakを歯科領域で①	124
第20話	今度こそ、Etakを歯科領域で②	126

ページの左側に用語解説を設けました。
本文と一緒に読んでいただくと、
より読みやすくなります。

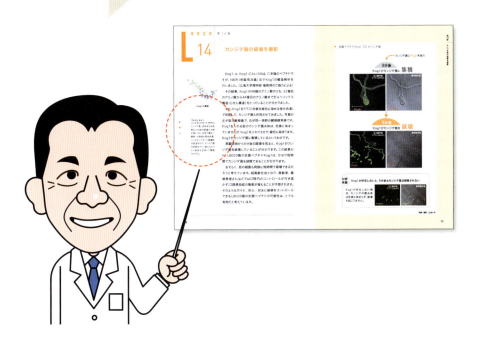

口腔感染症
研究開発前夜

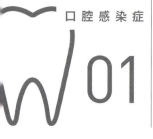

口腔感染症 | 第1話

01 想像を絶する菌の増殖スピード

　歯科医師になって間もなく、私は医局から派遣され、障がい者施設などで診療を行っていました。ところが、施設で患者さんのう蝕や歯周病を一生懸命に治療しても、しばらくするとすぐに悪くなるのです。そのうち数年も経つと、抜歯に至るケースも非常に多くなります。施設では自分自身で歯を十分に磨けない方も多いために、さまざまな菌が蓄積して口腔内の状態がどんどん悪化するわけです。

　口腔内は、義歯でも自分の歯でも必ずそこに口腔内微生物が付着します。そして増殖し定着します。

　口腔内の菌は概ね1時間で1つの菌が2つに分裂します。これをdoubling timeと呼び、約6時間で64倍、8時間で256倍に増殖します。効果的に菌数をコントロールするためには、ブラッシングによるセルフコントロールは欠かせません。

　私は、かつて義歯の汚れ・デンチャープラークがどのように増殖して、どのような為害作用を及ぼすのかを研究していました。その中で、セルフコントロールが困難な方でも、口腔内で増殖する悪玉菌からのリスクを少しでも減らせないか。そればかりを考え続けてきたのです。

菌とウイルスの違い
どちらも小さく肉眼で見ることはできない。細菌が自己増殖できる単細胞原核生物であるのに対し、ウイルスはタンパク質の外殻、内部に遺伝子（RNAまたはDNA）のみをもつ単純な構造の微生物であり、自己増殖はせず、細胞に感染することで増殖する。

● 口腔内の菌はdoubling timeで増殖

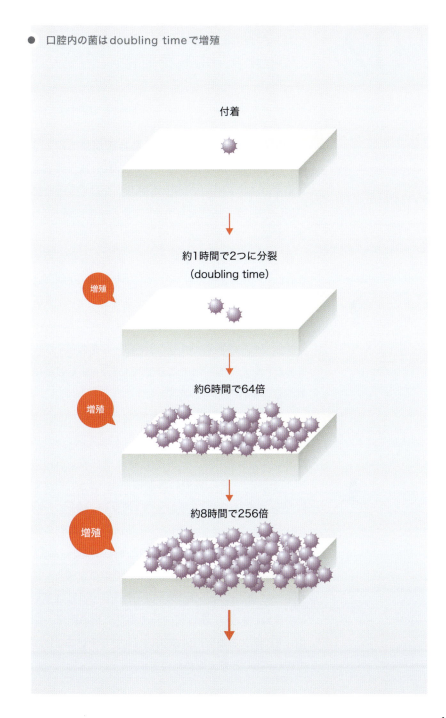

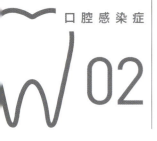

口腔感染症 | 第2話

02 菌の増殖により、バイオフィルムを形成

口腔内の菌が倍々で増えるため10時間で2の10乗・1,024倍に増殖します。そして数億個、数千億個まで増えバイオフィルムを作ります。いくら口の中をきれいにしても、半日も経たないうちに元の状態に戻ってしまいます。

歯科衛生士さんが患者さんに「食べたら歯を磨きなさい」と指導するのも、それくらい気を遣って管理しないと口腔内の健康を保てないことを知っているからです。

少しでも口腔内のセルフコントロールをおろそかにすると、増えた菌が層をなしてバイオフィルムと呼ばれる菌の集団を形成します。

近年、多くの洗口剤が発売され、除菌率99.9％と表示しているものも見かけますが、バイオフィルムを形成している菌に対しては十分な効果が得られません。バイオフィルム表層には効果があっても、中までは浸透せずバイオフィルムの根（内部）には多くの菌が生存したままです。バイオフィルムは、物理的に破壊し、取り除くことが最も効果的と考えられています。

しかしながら、障がい者や寝たきりの高齢者は、自分自身で適切なセルフコントロールを行うことは難しいですね。そこで、私は菌同士の相互作用の因子を応用して、食べる物で口腔疾患のリスクを下げることができないか、と考え始めたのです。

> **バイオフィルムとデンタルプラーク**
> バイオフィルムとは、微生物が自ら産生する粘液とともに作る膜状の集合体であり、固層の物質表面に付着する。歯科で代表的なのは、清掃が不十分な歯の表面に強く固着するデンタルプラーク（歯垢）である。

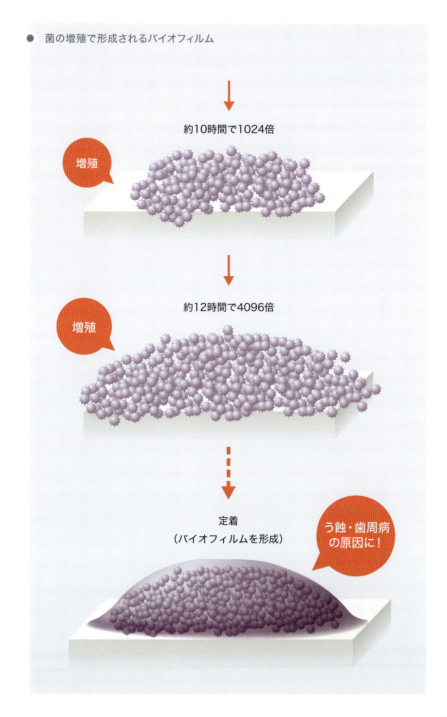

口腔感染症 第3話

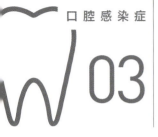

03 常に感染症の リスクがある口腔内

　毎日歯を磨いていても、歯ブラシの毛先が届かない歯周ポケットや、日々の清掃がおろそかになっている義歯にはバイオフィルムが形成されます。

　ところで、私たちの体の中には多くの菌が常在菌として存在します。口腔内だけでも700〜800種類の口腔常在細菌が棲んでいます。これらの菌は、生体に悪影響を与える菌とともに、健康に欠かせない菌も含まれています。バイオフィルムの中にはいろいろな種類の菌が存在し、さまざまな病原性を示すことがあります。

　歯を失う口腔内の2大疾患は「う蝕」と「歯周病」です。これらは、ミュータンス菌（*mutans streptococci*）で代表されるむし歯菌や、歯周病菌（*P.g*菌；*Porphyromonas gingivalis*など）による感染症です。

　生体は常に感染症の危険にさらされています。しかし、通常は体に備わった免疫力により感染から守られています。ところが体力が落ちて免疫力が低下する、あるいは細菌数が異常に増えてしまうと免疫力とのバランスが崩れ感染症を発症するのです。

　似たことが、う蝕・歯周病でもいえます。

免疫力
病原微生物などの外敵から身体を守る力。同じ感染症に2度かからないようにするのも免疫力の働きである（免疫記憶）。免疫力を司る免疫細胞とは白血球のことであり、血液を通じて全身を巡る。白血球の中には、マクロファージ、樹状細胞、NK細胞、Th1・2細胞、キラーT細胞、B細胞などがあり、各々が働くことで私たちの身体が守られている。

● う蝕も歯周病も細菌による感染症

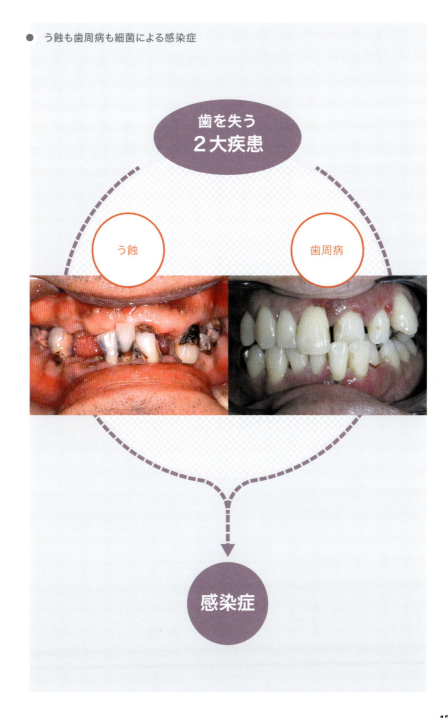

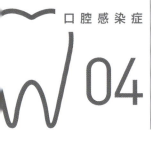

口腔感染症 | 第 4 話

人類の歴史は「歯周病との戦い」だった

　口腔微生物と人との関連は古く、古代より人は口腔内の感染症に悩まされてきました。

　鶴見大学歯学部 探索歯学講座の花田信弘教授は、2003年に発表された『う蝕リスク因子の分析とミュータンスレンサ球菌』の中で「縄文人の頭蓋骨の観察から、エナメル質のう蝕はみられないが歯周病により歯槽骨は吸収し、根面う蝕や歯周病に伴う歯の欠損や根面う蝕による歯の破折などが認められる」。また、「歯周病は古い感染症のため、制圧が非常に難しい」と述べています。

　たしかに縄文人の頭蓋骨を見ると、歯面は咬耗していますがエナメル質からのう蝕はありません。ただ、臼歯部に根面う蝕はみられます。また、根面が露出して破折している歯も認められます。さらに、重度の歯周病のように歯槽骨は吸収し、欠損に至った頭蓋もあります。縄文人はう蝕ではなく歯周病に悩んでいたことが分かります。

　縄文人は狩猟民族で、木の実や果実、野草、そしてイノシシなどの獲物を食べていました。その後、弥生時代に入り農耕民族に移行するとともに炭水化物が主食となり、う蝕がアウトブレイクしたと考えられています。

● 人類は、太古の昔から歯周病に悩まされてきた

進化の歴史をみても歯周病のほうがう蝕よりも先に出現しています。図①は縄文人の下あごの歯をみたものですが、エナメル質はきれいに残っているのに根面が侵されパリンと折れています。図②の頭蓋骨の歯をみると、奥歯とそれを支えていた歯槽骨が残っていません。死んだ後に歯が抜けたのなら穴がみえるはずですが、それもみえません。ということは生きている間に歯周病が進行し、歯槽骨が消失して歯が抜けたものと考えられます。おそらく、この縄文人は前歯だけで生きながらえたのでしょう。

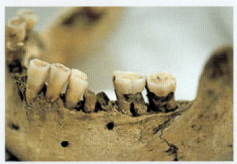

図①縄文人の下顎。エナメル質にう蝕はみられないが、根元のセメント質が侵され、歯が折れている

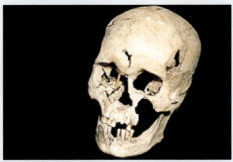

図②縄文人の頭蓋骨。奥歯とそれを支える歯槽骨がなく前歯だけが残っている。

写真等：鶴見大学歯学部 探索歯学講座 花田信弘教授のご協力による

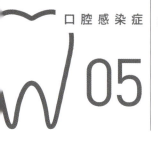

口腔感染症 | 第 5 話

05 歯周病治療の歴史は始まったばかり

　かつて歯周病は歯槽膿漏とも呼ばれ「不治の病」とさえいわれてきました。歯周病が恐ろしいのは、初期・中期には痛みも感じることなく、本人が気付かないうちに症状がどんどん進むことです。痛みや腫れ、歯の動揺が出てくるのは末期になってからで、それまではほとんど自覚症状がなく進行してしまいます。

　歯周病治療の歴史は浅く、歯科大学で歯周病を専門に扱う講座が生まれたのは1950年代後半で、治療は歯石除去が中心でした。その後、70年代になり口腔内細菌が関与していることが徐々に解明され、細菌による感染症として認知されるようになってきたのです。

　また、歯周病菌と生活習慣病をはじめとする全身疾患への影響は、次々と解明されているところです。

　現在でこそ歯周病は予防も治療も可能です。大切なのは予防、診断、治療、メインテナンスで、たとえ罹患していても進行を阻止することが可能です。歯周病の原因は歯垢で、その中に棲む歯周病菌です。

　正しいブラッシングで歯垢のない状態を保ち、歯石やバイオフィルムを除去して細菌を徹底的に除去することこそが、歯周病予防の第一歩です。

● 幅広い世代で注意が必要な歯周病

4mm以上の歯周ポケットを有する者の割合

20代前半、60代後半以上で増加傾向。
とはいえ、10代後半から要注意!

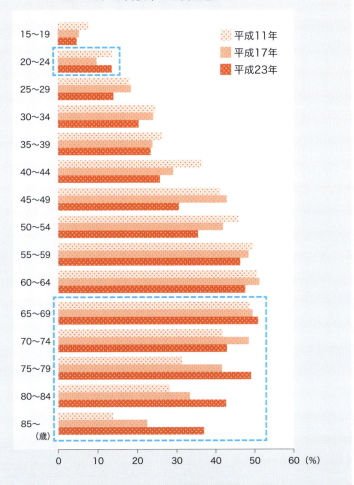

注1)平成11年と平成17年以降では、1歯あたりの診査部位が異なる。
注2)被調査者のうち対象歯を持たない者も含めた割合を算出した。

参考)厚生労働省 H23歯科疾患実態調査「4mm以上の歯周ポケットを有する者の割合」より改変

口腔感染症 | 第6話

06 歯周病菌、LPS、サイトカイン

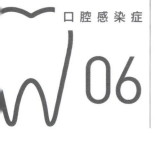

LPS
グラム陰性細菌の細胞壁外膜の構成成分であり、細胞壁成分の20〜30％を占める。ヒトや動物など他の生物の細胞に作用すると、内毒素としての多様な病原活性を示す。

サイトカイン
私たちの身体の中では、さまざまな役割をもった免疫細胞が連携しながら働いている。免疫細胞同士が意思疎通を行うための共通言語がサイトカインであり、受容体をもつ細胞に作用して増殖・分化・活性化をもたらす。サイトカインには炎症性サイトカイン（炎症症状を引き起こす原因因子）と抗炎症性サイトカイン（炎症症状を抑制する働きをもつ）があり、両者のバランスが崩れることで炎症が持続して自己免疫疾患などを引き起こす。炎症性サイトカインには、TNF-α、インターロイキン1（IL-1）、IL-6、IL-8などがある。

ケモカイン
白血球走化性をもつサイトカインである。炎症・免疫反応の特異的白血球の浸潤、発生、リンパ組織の形成、造血幹細胞の移動などで重要な役割を演じている。

　日本人に最も多い感染症は歯周病です。厚生労働省の「歯科疾患実態調査」によると、歯周病は子供から大人まで多くの人が罹り、45〜54歳の中年層ではおよそ88％もの人にその兆候がみられます。〔前頁参照〕

　歯周病が進行してくると歯周ポケットができ、ポケット内に歯肉縁下プラークの細菌が棲みつきバイオフィルムを形成します。歯周病菌であるグラム陰性菌の*P.g*菌（*Porphyromonas gingivalis*）などは酸素を嫌う偏性嫌気性細菌なのでポケット内に好んで棲み歯周病を進行させます。

　歯周病は歯周組織の炎症から始まるのですが、その原因となるのは*P.g*菌などの細胞壁を構成するリポ多糖（Lipopolysaccharide,LPS）と呼ばれる内毒素です。

　*P.g*菌や*T.f*菌など歯周病菌の多くはグラム陰性菌で、内毒素であるLPSを産生し、歯周組織を破壊するだけでなく、炎症部分から炎症性物質（サイトカイン、ケモカイン）やLPSが、血流を介して全身に伝播されます。それにより、全身にさまざまな悪影響を及ぼすことが報告されてきています。

　しかも、厄介なことに歯周病菌が破壊されても、LPSが残っていれば全身の健康に悪影響を与えてしまうのです。

● 歯周病菌とLPS（内毒素）

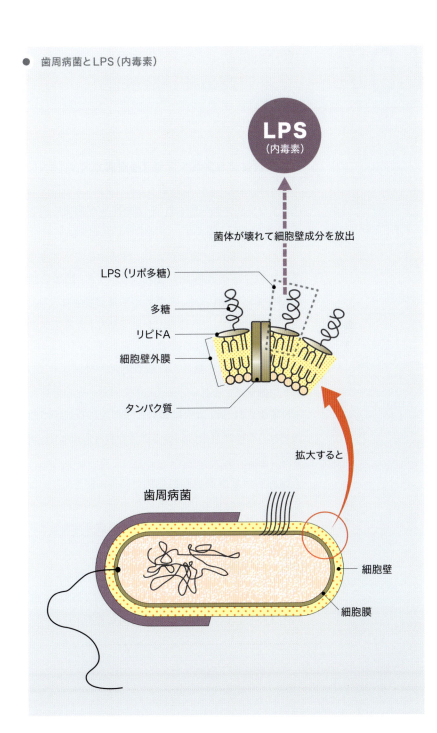

口腔感染症 | 第 7 話

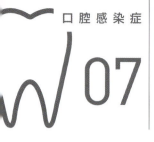

07

歯周病と
全身疾患の怖い関係性

　歯周病は全身疾患に関連する感染症です。とくに生活習慣病の元といわれるメタボリックシンドロームのリスクファクターとして、その関連性が数多く報告されています。

　人の体には免疫機能があり、外部から侵入するものを排除する防御機能が備わっています。歯周病菌のLPSなどに対しても、自然免疫や獲得免疫によりマクロファージやリンパ球などが遊走して、毒素を排除しようとバトルが起こります。

　免疫機能により侵入した菌や毒素の情報をサイトカインのシグナルとして伝えるのですが、その情報により産生される抗体や補体などが作用して炎症が助長され、それが全身に対して影響を引き起こしてしまうのです。

　歯周病が糖尿病や動脈硬化と密接に関連していることが指摘されますが、それは炎症が慢性化することにより、サイトカインが長期にわたって産生されることが関係しているのです。

　このように、歯周組織の炎症部は全身の組織に対して悪影響を与え、全身疾患の引き金にもなるので、歯周病は非常に怖い感染症だということです。

マクロファージ
体内に侵入した微生物を貪食・分解する免疫細胞。また、IL-1、IL-6、IL-10、IL-12、インターフェロンα (IFN-α)、IFN-β、TGF-β、顆粒球マクロファージコロニー刺激因子 (GMCSF)、一酸化窒素 (NO) など種々の生理活性物質を産生・分泌して炎症反応に多面的な役割を担う。

● 歯周病菌、LPS、サイトカインが全身へ

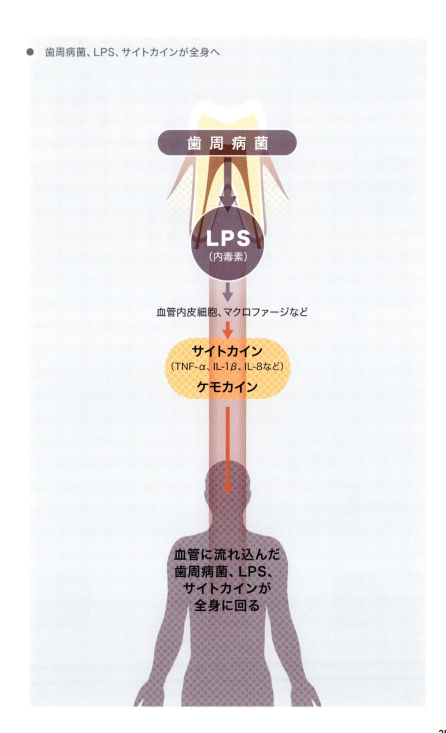

歯周病菌連鎖

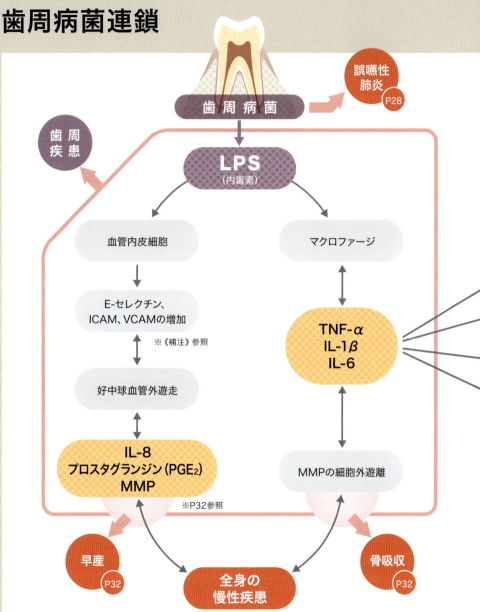

《補注》
E-セレクチン、ICAM、VCAM：いずれも細胞接着因子である。
炎症部位において白血球を血管内皮細胞に接着させ、内皮をこえて内膜に侵入するのを誘導する。
また、がん転移・動脈硬化などにも関与する。

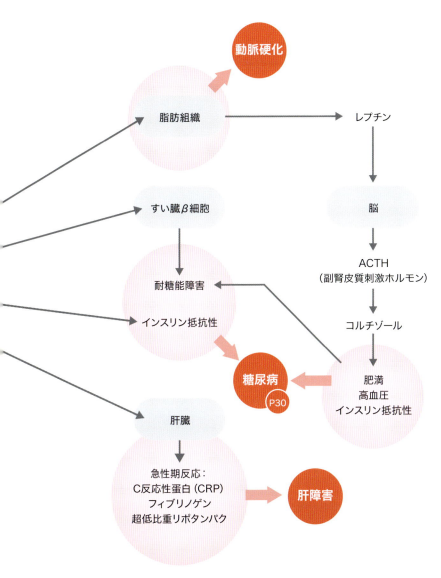

口腔感染症 第8話

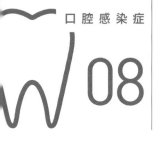

歯周病と誤嚥性肺炎

日本人死亡原因
「平成23年人口動態統計月報年計(概数)の状況」中の、全死亡者の死因別死亡数の割合を見ると、悪性新生物が28.5%、心疾患が15.5%、肺炎が9.9%であった。

　日本人死亡原因の第1位は悪性新生物で2位が心臓疾患です。少し前までは3位は脳血管疾患でしたが、平成23年度の厚生労働省のデータから肺炎が第3位に浮上しました。超高齢社会に突入した日本では、肺炎による死亡者の90%以上は65歳以上の高齢者で、そのほとんどが誤嚥性肺炎だといわれています。

　誤嚥性肺炎は、口腔内のバイオフィルム細菌や細菌が付着した剥離細胞が、食片や唾液と一緒に誤嚥されて下気道に入り込み、肺で炎症を引き起こします。誤嚥性肺炎の患者さんから検出される細菌は、$P.g$菌などの歯周病原性細菌、グラム陰性嫌気性細菌が最も多いと報告されています。

　とくに寝たきりの高齢者は、口腔内のセルフコントロールもままならないことから、デンタルプラークやデンチャープラークだけでなく、舌や口蓋など口腔内のさまざまな部位にバイオフィルムが形成されてしまいます。しかも、嚥下能力や免疫機能も低下しているので、誤嚥性肺炎を繰り返し死亡に至るケースも多くなります。

　近年、日本歯科医師会でも訪問歯科診療の必要性を訴え、高齢者の口腔ケアの重要性が認知されるようになりました。

- 誤嚥性肺炎から歯周病原性細菌が検出される

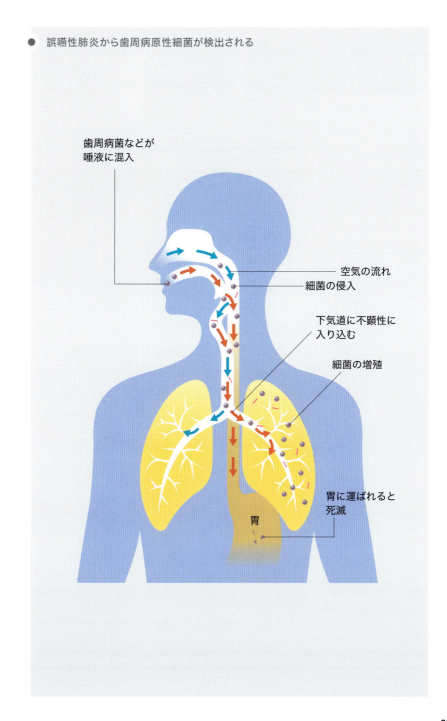

口腔感染症　第 9 話

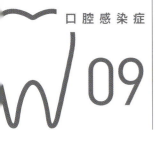

歯周病と糖尿病

糖尿病は、血糖値を下げる働きをもつホルモンであるインスリンの不足により、高血糖を引き起こす病気です。肥満の成人に多い2型糖尿病と、インスリン注射を必要とする1型糖尿病があります。この糖尿病と歯周病との関係性も指摘されています。

歯周病菌から出されるLPSが歯肉から血管内に入り込み、マクロファージからの腫瘍壊死因子α（TNF-α: tumor necrosis factor-α）の産生を促進します。そして、TNF-αが増えすぎると、インスリンの働きが妨げられたり、作られにくくなります（インスリン抵抗性）。インスリン抵抗性に対して、身体はより多くのインスリンを産生しようとします（高インスリン血症）。しかし、高インスリン血症が長く続くと、インスリン産生細胞である膵臓のβ細胞が疲弊し、末期の糖尿病となります。

つまり、歯周病が糖尿病を誘発または憎悪させ、糖尿病が悪化すると歯周病が進行しやすいという悪循環に陥るのです。

ですから、歯周病の治療によって歯周炎に起因するTNF-α産生量を低下させインスリン抵抗性を改善でき、その結果、血糖コントロールが好転するのではないかと考えられています。

ちなみに、糖尿病の予防にはスポーツやエクササイズなどの運動が良いとされているのは、運動がTNF-αの産生を抑制するからです。

TNF-α
P22「サイトカイン」参照

インスリン抵抗性
私たちの身体は、食事によって体内に取り込んだブドウ糖を燃料とし動いている。体内に取り込まれたブドウ糖は血液中に溶け込み（血糖）、全身に供給される。食後に血糖値が上昇すると、すい臓β細胞からインスリンが分泌され、各臓器で血糖を利用したり貯蔵したりする。これにより体内の血糖値は一定に保たれる。しかし、インスリンが正常に働かなくなると（インスリン抵抗性）、血糖値が下がらず糖尿病の発病につながる。

● 歯周病が糖尿病を引き起こすかもしれない

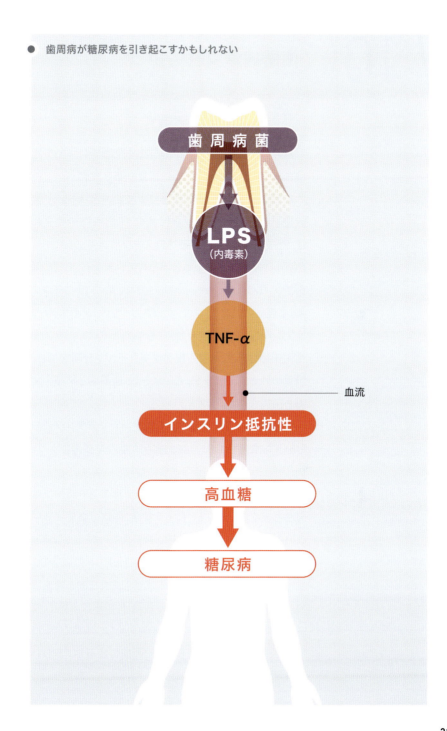

口腔感染症　第10話

歯周病は女性を狙う

近年、歯周病が妊娠時に与える悪影響について指摘されています。その一つに早産があります。

早産のトリガーは複数ありますが、その中に子宮収縮と頸管熟化が挙げられます。子宮収縮の発来には、子宮収縮物質であるプロスタグランジン（PGE_2、$PGF_{2\alpha}$）が関与しているといわれています。このプロスタグランジンは、TNF-αやIL-1βなどのサイトカインによって産生されます。また、サイトカインはMMP（マトリックスメタロプロテアーゼ）の産生放出を促し、頸管熟化に作用します。一方、IL-8がコラーゲン分解を導き、頸管の熟化に働きます。このように、歯周病と早産の関係も指摘されています。

妊娠すると増加するエストロゲンやプロゲステロンといった女性ホルモンは、歯周病菌の栄養素になり、歯周病を促進してしまうともいわれています。

閉経期（平均50歳前後）以降ではエストロゲンは減少しますが、そのことにより骨量が減り、女性に多いといわれる骨粗鬆症の一因となります。さらに、サイトカインを抑制する働きをもつエストロゲンの減少は、サイトカインによる骨吸収の亢進をもたらすと報告されています。歯周病は50代から70代に非常に多く、サイトカイン増加の可能性はさらに高くなりますので、特に成人女性は世代を問わず、歯周病に注意して欲しいと考えています。

MMP
マトリックスメタロプロテアーゼの略。コラーゲンなど、組織の細胞間にみられる蛋白（細胞外基質蛋白）を分解する酵素の1つ。MMPは創傷の治癒、血管の新生、腫瘍細胞の転移に関与している。がん細胞以外に、線維芽細胞やマクロファージなどの間質細胞が産生・分泌する。

骨吸収
骨は発生や成長期にも、また成長を終えた後も、絶えず分解と再形成を繰り返している。骨吸収とは、この分解のことであり、破骨細胞や骨細胞によって行われる。骨の再形成のことは骨形成といい、骨吸収・骨形成のバランスの崩れが骨粗鬆症などの原因になる。

骨粗鬆症
骨量の減少と骨組織の微細構造の破綻によって骨折しやすくなった全身性の疾患と考えられていたが、最近では骨強度の低下を特徴とし、骨折のリスクが増大する骨格疾患と修正されている。
一般的に原発性骨粗鬆症（閉経後、老人性、若年性）、続発性骨粗鬆症に分類される。

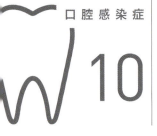

● 歯周病と早産の関連のメカニズム

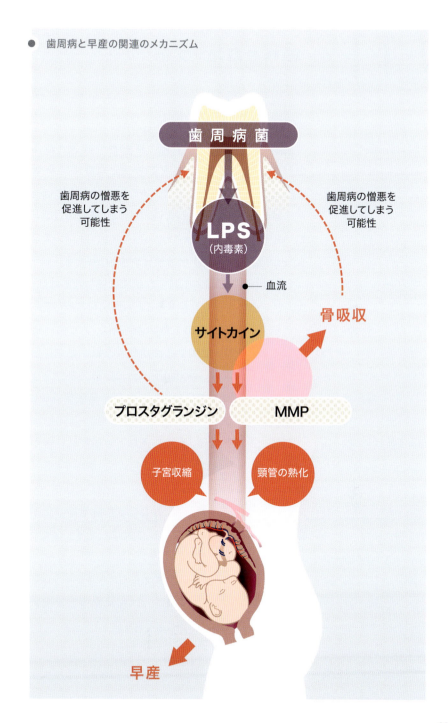

口腔感染症 第11話

歯科とカンジダ菌

歯周病菌とともに、とくに高齢者で問題となるのがカンジダ菌です。超高齢社会となり在宅療養される方も急増しています。そのような方々のほとんどは基礎疾患を有しているのと、口腔内のコントロールが行き届かないことが多いので、カンジダ菌（*Candida albicans*）が増殖しやすくなります。

したがって、口腔内を健全な状態に保つためには、カンジダ菌の増殖を抑制することも大切なことです。

口腔常在細菌でもあるカンジダ菌は、カビの一種である真菌です。健康であれば病原性は示さない日和見感染菌ですが、体力が不十分で抵抗力が低下した時に菌が増殖して口腔カンジダ症を発症することがあります。

口腔カンジダ症は、舌や口蓋などの粘膜に白苔が付着し、痛みや味覚障害を引き起こし、剥がすと赤く腫れたり出血することもあります。

とくに、糖尿病、腎不全、がんの放射線治療や化学療法を背景に口腔カンジダ症は発症しやすくなるといわれています。

また、カンジダ菌は義歯表面にもバイオフィルムを形成しやすい菌でもあるので、とくに高齢者や義歯患者さんなどで注意が必要となります。

小児の口腔カンジダ症
小児では、喘息の患者さんがステロイド吸入薬を使用することで口腔カンジダ症を発症することがある。また、花粉症の発症が低年齢化しており、花粉症治療薬の副作用によって唾液分泌量が減ることで、口腔カンジダ症を発症することもある。

● 口腔カンジダ症のリスク因子

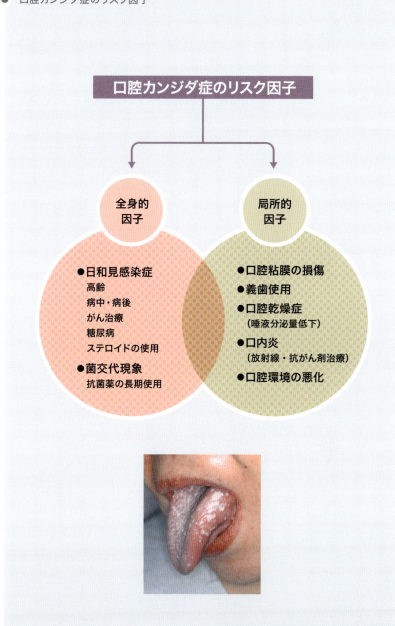

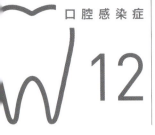

口腔感染症 第12話

感染症とアンチバイオティクス

多くの感染症の治療には、アンチバイオティクスが使用されます。アンチバイオティクス（antibiotics）は抗生物質のことで、「微生物が産出する物質のうち、他の微生物の発育を阻害する化学物質」と定義されます。分かりやすい表現にすると、アンチバイオティクスは微生物により作られ、他の微生物の生育を阻止または死滅させる物質のことで、1929年に英国のフレミングが青カビからペニシリンを発見したことは有名です。

今日では、それらに化学変換・修飾を施したものも定義に含まれ、抗菌薬として感染症の治療に貢献しています。

近年は、とくに合成技術の発達により抗菌力を持った化合物を人工的に合成することが可能になりました。これらの合成化合物は正確には上述の定義からは外れるので合成抗菌薬と呼ばれています。

さて、一般的に感染症の発症とはどのようなものか。それは宿主である私たちの体に備わった免疫力と微生物の毒力・感染力とのバランスによります。通常、私たちの体は免疫力により外の細菌から守られています。しかし、体力の消耗や加齢により宿主の免疫力が低下すると細菌の増殖が起こり、宿主の免疫力と細菌の感染力のバランスが崩れて感染症が発症します。

抗菌薬の作用機序
抗菌薬は細胞壁、細胞膜、細胞質、リボソーム、核（核酸）などに作用し、その合成あるいは機能を阻害することによって殺菌的あるいは静菌的作用をもたらす。
作用機序により、①細胞壁合成阻害（β-ラクタム系抗生物質）、②細胞膜機能阻害（ポリエン系抗生物質）、③核酸合成阻害（ニューキノロン系抗菌薬）、④タンパク質合成阻害（マクロライド系抗生物質、アミノ配糖体系抗生物質）、⑤代謝拮抗（サルファ剤）に分類される。

● アンチバイオティクスの作用機序

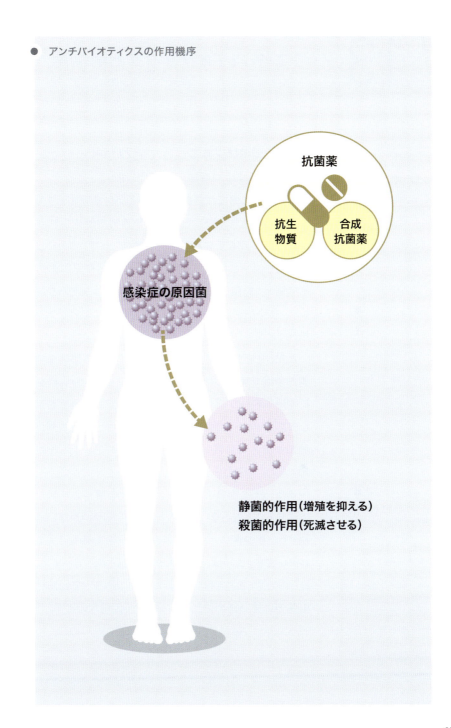

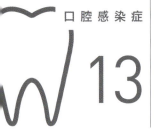

口腔感染症 第13話

アンチバイオティクスと耐性菌

　宿主の免疫力と感染力のバランスが崩れ、その状態が続くことにより感染症が発症します。

　けがなどで傷口が腫れた時、あるいは細菌により歯肉がひどく腫れた時など、医科や歯科では抗生物質や抗菌薬、消毒薬などの薬剤を投与します。それにより細菌を減少させて宿主の免疫力の回復を促します。その結果、免疫力と細菌の感染力のバランスを取り戻して、感染症を治癒させるのです。つまり、これがアンチバイオティクスを応用した治療です。

　ただ、ここで少し注意しないといけないのは抗生物質の多用です。抗生物質は微生物の代謝・合成経路に作用するもので、微生物に対して選択的に毒性を示します。人体への影響は少ないのですが、抗生物質の種類や宿主の体質によっては副作用やアレルギーが起きることもあります。

　また、抗生物質の多用により耐性を獲得した菌が出現することもあり、使用した抗生物質が効かないばかりか、耐性菌により体にさまざまな悪影響を与えてしまいます。これは、近年大きな問題となっています。したがって、抗生物質による治療は、医師や歯科医師の処方に従い適切に使用することが大切なのです。

抗菌薬の選択毒性
宿主と寄生体の間にある構造上の差や生化学的特徴の差を利用し、病原微生物などの寄生体を選択的に発育抑制、あるいは死滅させるような作用。つまり、寄生体には存在するが、宿主に欠けている構造や生化学的代謝経路に作用するもの、あるいは宿主に存在していても寄生体のもののほうが高い感受性を示すような作用点に作用する化学物質が抗菌薬として用いられる。

● 抗菌薬治療の課題

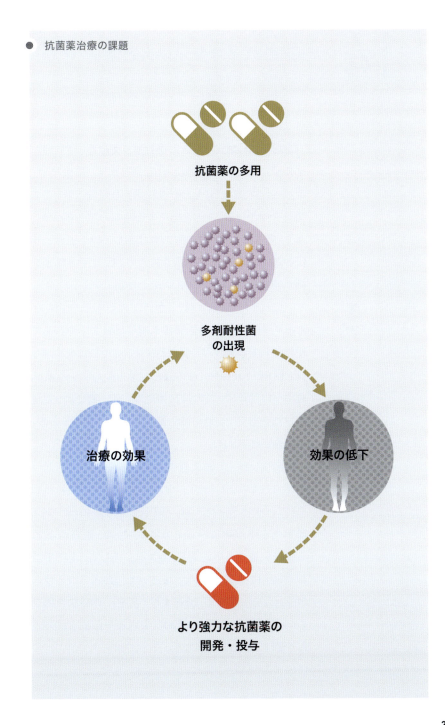

口腔感染症 第14話

14 プロバイオティクスとは？

　アンチバイオティクスに相対するものとしてプロバイオティクス（probiotics）があります。最近では、デパートやコンビニなどの食料品売り場などでもこの言葉を見かけることがあるのでご存知の方も多いでしょう。要するに、自然由来の乳酸菌などの善玉菌と呼ばれる体に有益な菌を取り込んで、悪玉菌の増殖を抑え健康を維持しようということです。

　プロバイオティクスは、1965年にLillyとStillwellにより原生動物の共生関係を論じた論文中で初めて使用された言葉です。プロバイオティクスは元々ギリシャ語の『for life（命の益になるもの）』という意味を持った言葉で、この論文中では「微生物によって産生される物質で、他の微生物の発生を促進するもの」と定義されました。

　その後、多くの研究者によりプロバイオティクスは定義されてきましたが、1974年に英国のParkerが「プロバイオティクスは、腸内微生物叢のバランスを整える微生物ないしその産生物」と、現在使われる意味に最も近い定義をしました。そして、現在では1989年に英国のFullerが述べた「腸内フローラのバランスを改善することにより、宿主に有益な作用をもたらす生きた微生物」という表現が一般的な解釈として受け入れられています。

- プロバイオティクス

プロバイオティクスでは、乳酸菌など自然由来の微生物で、体内の細菌叢のバランスを整えます。

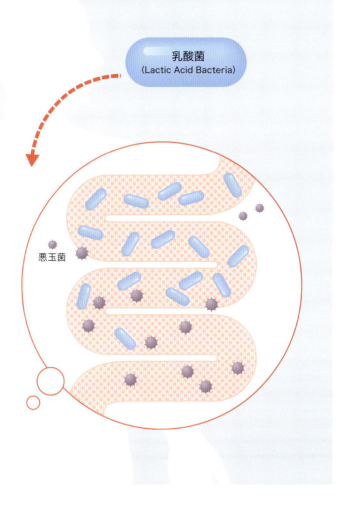

口腔感染症 | 第 15 話

15

プロバイオティクスで菌バランスを持続的にコントロール

腸内細菌叢
病原細菌の侵入、増殖を抑制するほか、物質代謝、免疫賦活化などに関与する。構成菌は年齢・食事などにより変化するが、代表的なものとしてビフィズス菌、乳酸桿菌（ラクトバチルス）、ウェルシュ菌、ブドウ球菌などが棲息している。

　プロバイオティクスは、腸内フローラ（腸内細菌叢）を中心に定義されてきた言葉です。

　ヒトの腸管内では多種多様な細菌が絶えず増殖を続けています。腸内細菌の数は数百種・数百兆個に至り、まるでお花畑のように腸の壁面を覆って生息していることから、腸内フローラと呼ばれています。

　腸内フローラを構成する腸内細菌は大きく3つに分かれ、ヒトの体に有用な働きをする「善玉菌（有用菌）」、腸内で有毒物質を作る「悪玉菌（腐敗菌）」、そしてどちらともいえず体調が崩れた時に悪玉菌として働く「日和見菌」があります。善玉菌は乳酸菌で総称されるビフィズス菌や乳酸桿菌（ラクトバチルス属・*Lactobacillus*）などの有用微生物で、悪玉菌には下痢などを引き起こすブドウ球菌や大腸菌などがあります。

　すなわち自然由来の善玉菌を摂取することにより、病原性微生物である悪玉菌を減らし、有用微生物が優勢の状態にすることをプロバイオティクス作用と呼びます。

　プロバイオティクスもアンチバイオティクスも宿主を疾病から防御する点では同じですが、観点が全く反対のものです。

● 善玉菌を増やすプロバイオティクス

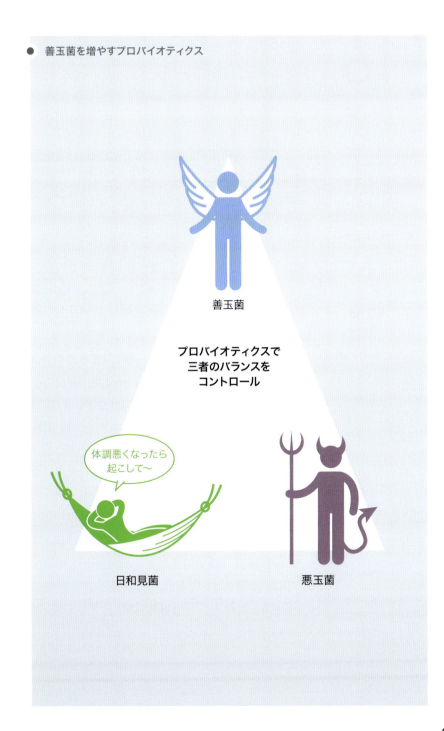

口腔感染症 | 第16話

16 腸内フローラと類似するオーラルフローラ

　ところで、私たちの口の中には何種類くらいの微生物が棲んでいるでしょうか。腸内には100〜200種類の腸内細菌が棲んでいるといわれています。口の中はそれよりも多いのか少ないのか……。

　実は、腸内細菌よりも圧倒的に多いのが口の中で、おおよそ700〜800種類の菌が棲んでいます。でも、よく考えてみると当たり前かもしれません。口腔はヒトの臓器の中で唯一外界に露出する器官で、モノを摂取する入口なので微生物の入口にもなるのです。

　口腔常在細菌叢のことをオーラルフローラ（Oral flora）と呼びます。腸内フローラと同じように口の中のお花畑と表現されているのです。また、オーラルフローラを構成する口腔常在細菌も、腸内フローラと同様にすべてが病原性微生物というわけではありません。

　口腔内細菌によりさまざまな口腔疾患や全身への感染を引き起こすことが知られていますが、このような病原性微生物以外にも、例えば出生時産道から口腔内保菌されるといわれるカンジダ菌（*Candida*）などの日和見菌。ヒトと共生できるoral commensalと呼ばれる微生物も存在し、悪玉菌と善玉菌が混在する点でも腸内フローラと非常に類似しています。

---

oral commensal
口腔内にいる細菌で人と共生して害のない細菌のこと。一般的に善玉菌と日和見菌があり、代表的なのが乳酸桿菌である。カンジダ菌は日和見菌で、善玉菌や悪玉菌のどちらにも属さないが、細菌叢のバランスが崩れた時には増殖して体に悪影響を及ぼす。

第16話　腸内フローラと類似するオーラルフローラ

● Oral flora；口の中のお花畑

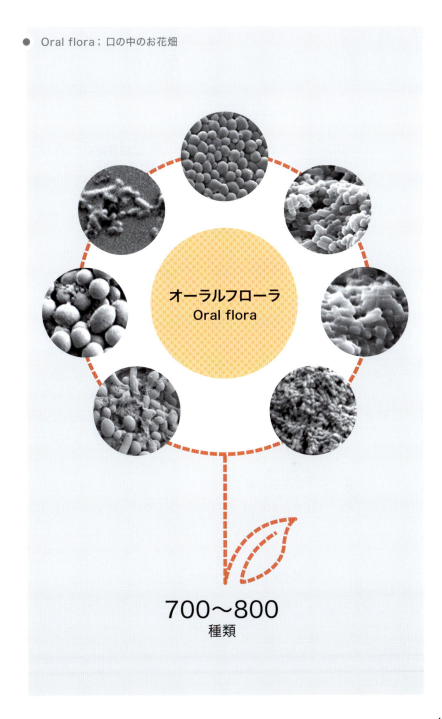

700〜800
種類

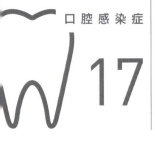

口腔感染症 | 第 17 話

17 プロバイオティクスを口腔適用できないか

オーラルフローラは常に変化します。例えば、義歯などの修復物を初めて口の中に入れると、最初にグラム陽性菌が付着し、その後、グラム陰性菌が増えてきます。さらに、嫌気性菌、あるいはグラム陰性桿菌や糸状菌などが増え、これらの集まりであるプラークが古くなると、カンジダ菌などの真菌が出てきます。

このような微生物はプラークの中で何をしているのかというと、お互いに情報交換しながら縄張り争いを繰り広げているのです。アンチバイオティクスによる対症療法で、ある集団を抑えたら別の悪い集団がはびこる。これでは困るわけです。

先ほどオーラルフローラは腸内フローラと非常に類似していると表現しましたが、善玉菌の代表でもある乳酸桿菌（ラクトバチルス属）も、実はオーラルフローラを構成する大切なメンバーなのです。つまり、このような善玉菌をオーラルフローラにも適用できるのではないか。プロバイオティクス作用をオーラルフローラにも適用して、口腔内の健康を保つことに役立てられるのではないか。そのように考えて、私は十数年前から研究に取り組んできました。

対症療法
原因に対する根本的な治療ではなく、症状を軽減する目的で行われる治療。例えば、ある病気に伴う発熱に対して解熱薬を投与するのは対症療法である。

● 口腔内での微生物の増加プロセス例

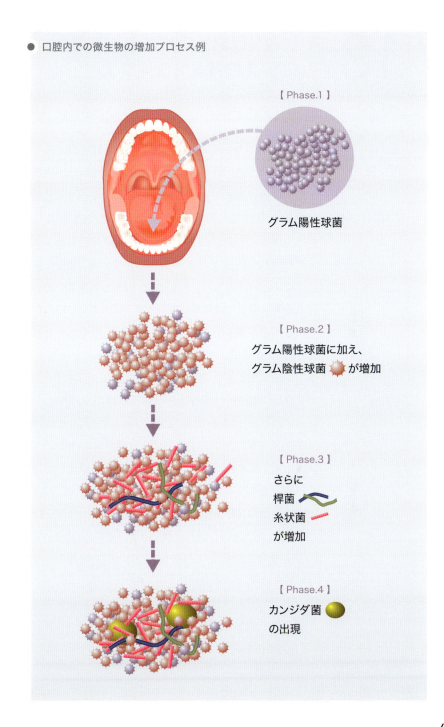

口腔感染症 | 第18話

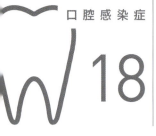

18 リスクコントロールとしての口腔プロバイオティクス

　先述の通り、感染症は宿主に対して細菌の感染力が増大した時に発症します。その治療の多くは、細菌の感染力を抑え、宿主の免疫力とのバランスを取り戻すというアンチバイオティクスを適用した治療です。

　しかし、プロバイオティクス作用を感染症に当てはめた場合には、これまでの細菌に対する概念を少し変えないといけません。すなわち、宿主と細菌のバランスを考えるのではなく、宿主とオーラルフローラに存在する病原性微生物との間のバランスを考える必要があるということです。

　口腔に対してプロバイオティクス作用を適用するということは、オーラルフローラに乳酸桿菌（ラクトバチルス属）のような有用細菌を取り込ませることで病原性微生物の感染力を抑え、宿主と病原性微生物のバランスを整える。それにより、う蝕や歯周病といった口腔疾患のリスクを少しでも抑える、ということです。

　すなわち、感染症に対してアンチバイオティクスからプロバイオティクスへと概念を変えていくことは、治療医学から未病医学への移行ということを意味しているのです。

　そして私は、口腔プロバイオティクスに最適かつ安全・安心な乳酸菌の調査・研究を重ね、後述しますL8020菌を発見するに至りました。

未病
現在健康であっても病気へと向かいつつある状況を指す。病気と健康の中間の段階であり、明らかな症状は現れていないものの、放置すれば確実に病気へと移行する状態である。検査で異常があっても自覚症状のない場合と、自覚症状はあっても検査は正常な場合がある。

● 口腔感染症への対策

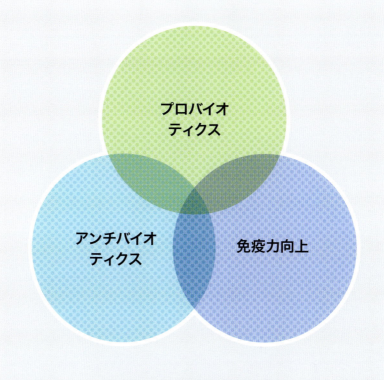

これまでの感染症治療で主に用いられてきた免疫力向上とアンチバイオティクス。
そこに、リスクコントロールとしてのプロバイオティクスを加えることで、より安全・安心な口腔感染症への対策が実現できる。

L8020

むし歯菌・歯周病菌・カンジダ菌を抑制するための
乳酸菌、抗菌ペプチドについて

第1話 口腔プロバイオティクスを叶える乳酸菌の予感

冒頭でも紹介したように、私はかつて広島市郊外にある障がい者施設に歯科診療に行っていました。う蝕や歯周病に罹患している入所者が多い中で、当時30歳だったある女性に出会いました。

彼女は精神疾患から十分なセルフコントロールが行えません。当然、口腔内の衛生状態は良くありません。そのような状態にもかかわらず、それまで歯の治療歴はなく、むし歯が1本もないのです。

う蝕がないというのは、例えば、①唾液の抗菌性が非常に強く、出る量も多い、②（フッ化物が井戸水に混入していたなどの理由から）歯質が非常に強い、③むし歯菌が口腔内に存在しない、などが考えられます。

もう一つの可能性として、ひょっとすると、彼女の口腔内にミュータンス菌を抑制するような強い乳酸菌が棲んでいるのではないか、と考えました。

● 口腔内微生物のコントロール

ヒト口腔由来で
むし歯菌に強い乳酸菌はないか？

**生物学的
コントロール**
プロバイオティクス
善玉菌置換療法

**化学的
コントロール**
フッ化物塗布
薬剤による除菌

**物理学的
コントロール**
ブラッシング
PMTC
エアアブレーション
超音波ディプラーキング

第 2 話
歯科疾患のために
全身疾患のために

　障がい者施設でう蝕歴のない女性に出会ってから、私はオーラルフローラの中にミュータンス菌を抑制する強い乳酸菌が存在するかもしれない、と考え研究を進めていきました。

　しかし、ターゲットにするのはミュータンス菌だけでいいのだろうか。人が歯を喪失する原因を考えると、う蝕よりも歯周病の方が多い。とくに中高年になると圧倒的に歯周病が増えてくるわけです。

　近年、注目されている根面う蝕や歯根破折なども、実は歯周病に罹患しなければリスクははるかに下がります。つまり、歯周病で歯肉が後退してエナメル質に覆われていない根面が露出することでう蝕になる。さらに、歯槽骨が吸収されることで歯に動揺が生まれ、歯根に過剰な力がかかり破折してしまう。

　しかも、歯周病は糖尿病をはじめとする生活習慣病にも悪影響を及ぼすことが解明され、これまでに報告されていない他の全身疾患との関わりについても、現在新たな知見が報告されつつあります。

　このようなことを考えると、ミュータンス菌だけでなく歯周病菌もターゲットにするべきではないか、と考えて研究を進めていきました。

● 【歯を失う原因】1位歯周病、2位う蝕

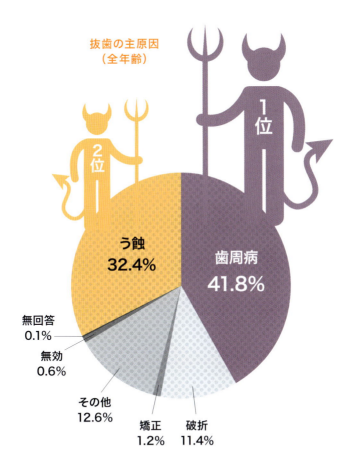

第 3 話
ヒトの口腔由来
高い安全性

　プロバイオティクスを口腔内に応用しようと考える中で、私は乳酸菌のラクトバチルス属に注目しました。

　ラクトバチルス属は乳酸桿菌と呼ばれますが、オーラルフローラを形成するメンバーです。また、古くよりヨーグルトや乳酸菌飲料として、あるいはチーズやキムチなどの食品に応用されてきた非常に安全性の高い菌です。

　しかし、食品などで使われるラクトバチルス・カゼイ（*Lactobacillus casei*）や、ラクトバチルス・サリバリウス（*Lactobacillus salivarius*）は、古くからう蝕との関連が論文で報告されているため、う蝕との関連性が指摘されていない乳酸菌を使いたい。とにかく、人体に悪影響を及ぼさない、う蝕にならない「安全な」乳酸菌ということを考えて研究を進めていきました。

　そして、口の中に定着させたいため、ヒトの口腔由来の菌が良い。口腔内には、まだ発見されていない優れた乳酸菌が存在しているのではないか、という仮説を立てました。

● 乳酸菌の「安全性」へのこだわり

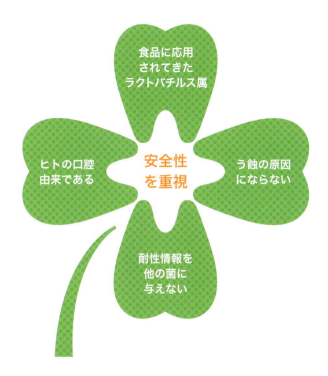

ヒトに応用する乳酸菌だからこそ、
あらゆる側面から「安全性」を考慮

第4話
発見！むし歯菌、歯周病菌に強い乳酸菌

　これまでにない新しい乳酸菌を見つけるために、私が立ち上げた広島大学歯学部の研究クラブ「バイテック」の学生たちと一緒にサンプル探しを始めました。「友人でも知り合いでもご家族でも構わない。あまり歯を磨かないのにう蝕になったことのない人を探そう。もし、該当者がいたら唾液を採取しよう！」と奔走しました。

　その結果、う蝕罹患歴のない子供からお年寄りまで13名の唾液を採取できました。その唾液から乳酸菌株を42菌株分離して、スクリーニングを行いました。

　その中で、①むし歯菌であるミュータンス菌に対して抑制効果の高いもの、②歯周病菌である P.g 菌への抑制効果のあるものを、さらに③カンジダ菌（Candida）にも効果のあるものということで、三段階の試験を経てKO3株・YU3株・YU4株の3菌株を発見したのです。

　16sリボソームRNAのシークエンスを行った結果、KO3株はラクトバチルス・ラムノーザス（Lactobacillus rhamnosus）に、YU3株はラクトバチルス・カゼイ（Lactobacillus casei）に、YU4株はラクトバチルス・パラカゼイ（Lactobacillus paracasei）に分類されることが分かりました。

乳酸菌の「株」って何？
乳酸菌は、「菌属-菌種-菌株」の順で名付けられる。「菌属」が一番大きな分類であり、ラクトバチルス、ラクトコッカスなど、約30種類ある。「菌種」は菌属の中の区分であり、遺伝子や生理学的に同類かどうかで分類されているため、同種であれば似た性質をもつ傾向にある。「菌株」は菌種をさらに細かく分類した最小単位であり、分離源（由来）の特徴などを識別するものである。

第4話 発見！むし歯菌、歯周病菌に強い乳酸菌

● ヒトの唾液から分離した乳酸菌株で実験

むし歯菌のS. mutansに高い抗菌性を示した菌株（グラフ①）のうち、別のむし歯菌であるS. sobirinusに対する抗菌作用および歯周病菌（P. gingivalis）に対する抗菌作用が強い株（グラフ②）をピックアップしました。

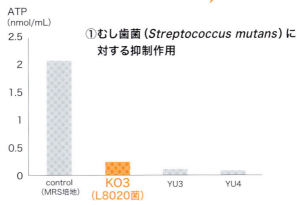

①むし歯菌（Streptococcus mutans）に対する抑制作用

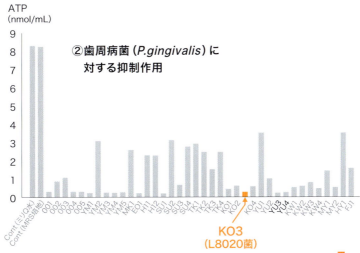

②歯周病菌（P.gingivalis）に対する抑制作用

③カンジダ菌（C.albicans）に対する抑制作用は次のページ

第 5 話

カンジダ菌にも効くぞ！

　私は大学院生の時に補綴科に所属していましたが、生化学・微生物学に興味があり、義歯の汚れ・デンチャープラークの研究を主に行ってきました。

　義歯は口腔内に装着した直後から、その表面に選択的に吸着する唾液タンパクのペリクルにより、口腔内に浮遊している微生物の付着が起こります。微生物の凝集が一定以上になるとバイオフィルムが形成されるのですが、デンチャープラークの特徴としてカンジダ菌が多く出現してしまいます。

　カンジダ菌は日和見感染菌であり、また、菌の増殖、接着性、細胞外基質産生などの因子によりバイオフィルム形成を促進し、それを持続させます。カンジダバイオフィルムが形成されると、殺菌成分は内部までは浸透しないので、義歯ブラシで物理的に除去した後に義歯洗浄剤などを使用されることが好ましいと思います。バイオフィルムは誤嚥性肺炎のリスクを高めるので義歯装着者には要注意です。

　したがって、カンジダ菌を抑制することも口腔プロバイオティクスでは大きな要件です。今回発見した3つの菌株の中でも「ラクトバチルス・ラムノーザス KO3株」は、実験の結果からカンジダ菌に対する抑制効果も高いことが分かりました。

細胞外基質
組織の構成要素として細胞周囲に存在する網目状や線維状の構造体。主な成分はコラーゲン、ヒアルロン酸、プロテオグリカンなどである。組織の支持・結合、物理的強度の保持といった物理的機能のほかに、細胞増殖、細胞移動、細胞内代謝、細胞分化、細胞の形態などを細胞の外から調節する重要な機能をもっている。細胞外マトリックスともいう。

● 乳酸菌3菌株のカンジダ菌抑制試験

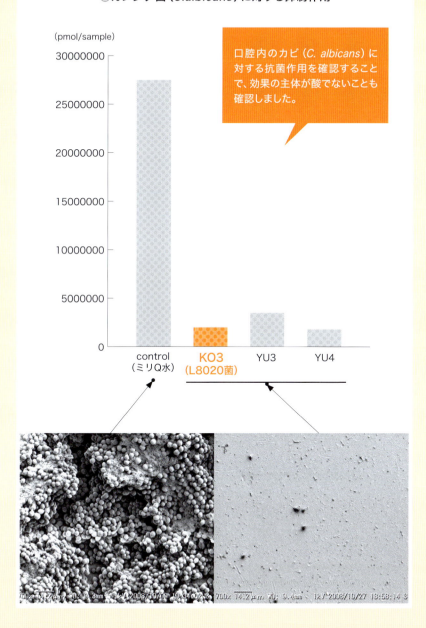

③カンジダ菌（*C.albicans*）に対する抑制作用

口腔内のカビ（*C. albicans*）に対する抗菌作用を確認することで、効果の主体が酸でないことも確認しました。

第 6 話 そして、L8020菌が誕生した

　新発見したラクトバチルス・ラムノーザスKO3株を電子顕微鏡で見てみると、他のサラサラした乳酸菌と違い粘着性で、何らかの粘液を出しているような像がみられます。このKO3株を使ってヨーグルトの試作品作りに取り組みました。

　試作品は「四国乳業株式会社」（愛媛県東温市）で作っていただいたのですが、そこに行き着くまでが大変で、幾つかのメーカーに当たったのですが全く決まりません。後に大学発ベンチャー企業「株式会社キャンパスメディコ」を立ち上げるのですが、その社長で中・高・大学（工学部）の同級生である高田祐司氏の知り合いが四国乳業に出入りされていることから、KO3株の説明に伺いました。

　その頃、四国乳業でも画期的なヨーグルトが作れないか、と乳酸菌の研究をされていたため、KO3株に興味を持っていただき、約1年かけて試作品が完成しました。80歳になっても自分の歯を20本以上保ってほしいという思いを込めて、KO3株の乳酸菌を「L8020菌」、後に商品名は「8020ヨーグルト」と決定されました。

　このようにして、口腔プロバイオティクスの商品化への第一歩を踏み出したのです。

第6話 そして、L8020菌が誕生した

● 「L8020菌」の誕生

末永く自分の歯を保つことで、
健康に長生きしてほしい

ラクトバチルス・ラムノーザスKO3株を

L8020菌

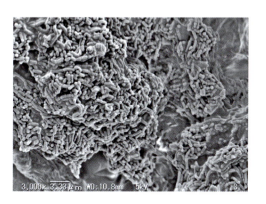

と命名

第 7 話 L8020菌が、むし歯菌を抑制

　試作した「8020ヨーグルト」で、むし歯菌の *S.mutans* Ingbritt株と *S.sobrinus* B13株に対する抗菌試験を行い、ヨーグルトに加工しても抗菌性があることを確認しました。

　私たちが行った試験方法は、まず、各菌株をTSBY（培地）で前培養後、滅菌蒸留水で3回洗浄して$1×10^8$cfu/mLに調整します。その後、24穴プレートに1.5mLのTSBYを分注して、各ウェルに100μLの菌液を接種します。そして、試作したヨーグルトとL8020菌を使わない普通のヨーグルト（プラセボ）を入れたインターセル内に24穴プレートを入れて、24時間培養した後の各菌数を比較する方法でした。

　24時間後の菌量は、ATP量として測定を行いましたが、試験の確実性を高めるために同一サンプルを4つ作成して、その平均値±SDで各菌量を求めました。

　グラフの縦軸はATP量（pmol/well）を示します。その結果、*S.mutans* Ingbritt株と *S.sobrinus* B13株のむし歯菌に対して、プラセボヨーグルトは各菌ともに増加する傾向を認めましたが、L8020菌を添加した試作ヨーグルトでは、各菌に対して有意な抑制効果（$P<0.01$）が認められました。

プラセボ
臨床試験において薬物などの効力を検定する際に、対照薬として薬理学的活性がない物質を用いる。これをプラセボ（プラシーボ）とよぶ。プラセボは、効果を調べる薬物と色・形・大きさ・重さ・味・匂いなどをできる限り似せる。偽薬ともいう。

ATP
adenosine triphosphate（アデノシン三リン酸）の略。ATPは多種多様な仕事に共通なエネルギー伝達物質であり、エネルギー通貨と呼ばれる。例えば、微生物・体液・食物残渣等のよごれに存在する。ATPの供給停止は死を意味する。

● 試作ヨーグルトによるむし歯菌に対する抗菌試験結果

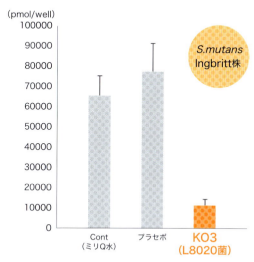

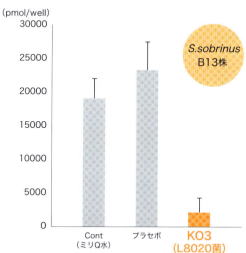

※四国乳業にて試作ヨーグルトを作ってもらった組成です。
※プラセボとは、L8020菌を使わない普通のヨーグルトです。

第 8 話
ヒト試験によるむし歯菌・歯周病菌に対する効果の検証
①試験概要

in vitro
「ガラス器内で」を意味するラテン語。本来なら生体内や細胞内で行われる反応や現象を試験管内など人工的な環境下で行わせることをいう。

二重盲検法
臨床検査において、病状の自然変動や患者および医師の心理効果などによる偏りを排除して客観的に薬効の評価を行うために、医師・患者の両者にどのような薬が用いられたかを知らせないで目的の薬とプラセボまたは標準薬を与え、真の薬効を推定する方法。

　試作したヨーグルトのin vitroによる試験結果を確認した上で、広島大学の学生50名に協力してもらいヒト試験を行いました。

　学生50名を25名ずつ（ランダム割付により）2つのグループに分けて、L8020菌を添加した試作ヨーグルトを食べるグループ、普通のヨーグルト（プラセボ）を食べるグループの二重盲検の介入試験で行いました。

　学生50名には事前に唾液を採取してもらい、むし歯菌（mutans streptococci）と4種の歯周病菌の保菌数検査を行いました。mutans streptococciの口腔内保菌は生菌数のカウントにより行い、歯周病菌の保菌数についてはインベーダー®法による定量PCR法で行い、各菌の平均保有数を割り出し各菌数の基準にしています。

　最初の試験は、2つのグループに分けた学生たちの片方には試作ヨーグルトを、もう片方にはプラセボヨーグルトを、110gずつお昼休みに毎日2週間食べ続けてもらいました。2週間食べたところで全員の学生たちの唾液検査を行います。その後、3週間いずれのヨーグルトも食べないインターバルを置いて、今度はグループで食べるヨーグルトを替えて、新たに2週間行うというクロスオーバー試験でした。

第8話 ヒト試験によるむし歯菌・歯周病菌に対する効果の検証 ①試験概要

● むし歯菌及び歯周病菌の口腔内保菌の変化
　①試験概要

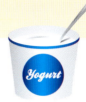

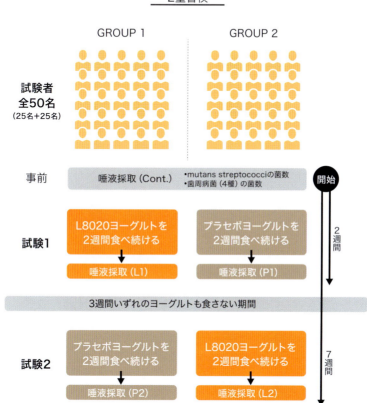

ヒト試験は、Nikawa et al. Int J Food Microbiol (2004) に従ってプラセボコントロールを用いた2重盲検の介入試験で行いました。
※L8020ヨーグルトとはKO3株（L8020菌）を添加したヨーグルトです。
※プラセボヨーグルトとは、L8020菌を使わない普通のヨーグルトです。
むし歯菌（ミュータンス菌）の口腔内保菌は、生菌数カウント、歯周病菌の保菌数についてはインベーダー®法による定量PCR法で行いました。（両方ともBML社への委託解析です）

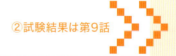

②試験結果は第9話

第9話 ヒト試験によるむし歯菌・歯周病菌に対する効果の検証 ②試験結果

　L8020菌の試作ヨーグルトとプラセボヨーグルトを食べ続けるクロスオーバー試験で、それぞれのヨーグルトを2週間食べたところの各菌保有数の平均値を求めました。

　その結果、mutans streptococciの口腔内保菌は試作ヨーグルトを食べたグループが有意に減らすことができました。

　歯周病菌は現在9種類以上の菌が報告されているのですが、その中でも代表的な菌である*P.g*菌(*Porphyromonas gingivalis*)、*P.i*菌(*Prevotella intermedia*)、*T.f*菌(*Tannerella forsythia*)、そして縁下プラークフォーマーとして多くの菌に対して付着素を持っている*Fuso*(*Fusobacterium*属)に対して検査を行いました。

　L8020菌の試作ヨーグルトを食べ続けたグループは、*P.g*菌、*P.i*菌はかなりの比率で減らすことができ、減らしにくいとされる*T.f*菌も統計的には有意に減らすことができました。また、*Fuso*も有意に減少させることができました。

　もちろん、50名のヒト試験ですべての試験者が同じように減ったわけではありませんが、むし歯菌と歯周病菌を有意に減らすことが確認できました。

付着素
アドヘジン (adhesin) とも呼ばれ、細菌の線毛先端にあるタンパク質である。細胞に付着する役割をもち、細菌が宿主に感染する際に必要な分子である。

- むし歯菌及び歯周病菌の口腔内保菌の変化
  ②試験結果

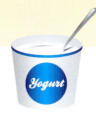

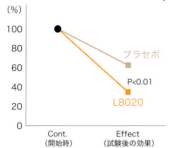

むし歯菌(mutans streptococci)の口腔内保菌の変化

歯周病菌(4種)の口腔内保菌の変化

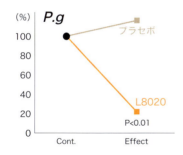

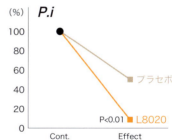

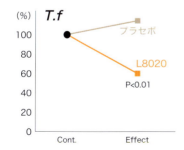

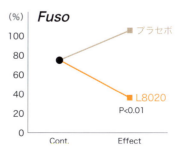

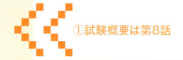

①試験概要は第8話

第10話 L8020菌の抗菌メカニズムを追究

　L8020菌がむし歯菌や歯周病菌に対して抑制効果があるということは分かりました。それでは、何が効いて菌を減らせたのか。私たちは、そのメカニズムを調べることにしました。

　ところで、生体には微生物を防御する免疫があります。免疫には「獲得免疫」と「自然免疫」があり、ヒトには獲得免疫が備わっています。

　獲得免疫は、感染性の微生物が体内で増えつつある時にリンパ球が遊走して微生物を認識し防御するシステムです。しかし、認識するまでに30数時間かかるので、強い菌だと体を守りきれません。

　これに対して、その場で迅速に対応する免疫機構が自然免疫です。自然免疫は、昆虫や植物などの防御システムとして研究されてきました。

　メカニズムは、Tollという分子に微生物認識機構が存在し、抗菌性物質の「抗菌ペプチド」を産生して感染防御を行うというものです。

　かつて、このような機構はヒトには備わっていないと考えられてきました。しかし、1997年にヒトにもToll様受容体（Toll-like receptor（TLR））があり、それにより抗菌ペプチドが産生されること、ヒトにも自然免疫が備わっていることが判明したのです。

抗菌ペプチド
ペプチドとは、2個以上のアミノ酸がアミド結合（ペプチド結合ともいい、1つのアミノ酸のカルボキシル基と別のアミノ酸のアミノ基が脱水縮合して生じる結合のこと）によって鎖状につながったもののことである。私たちの身体は、病原微生物の感染を防ぐために抗菌作用をもつペプチドを産生している。これを抗菌ペプチドという。抗菌ペプチドには、皮膚・呼吸器系・尿路糸の上皮細胞から産生されるhBD（human-β-defensin）、上皮・好中球から産生されるhCAP18（human-cathelicidin）、唾液中に存在するhistatin（ヒスタチン）、汗に存在するdermcidin（ダームシジン）などがある。また、抗菌ペプチドはヒト以外の生物や細菌も産生する。

Toll様受容体
パターン認識受容体（主として微生物由来の分子を認識する宿主分子の総称）の1つ。細胞外基質（P60「細胞外基質」参照）を認識する。

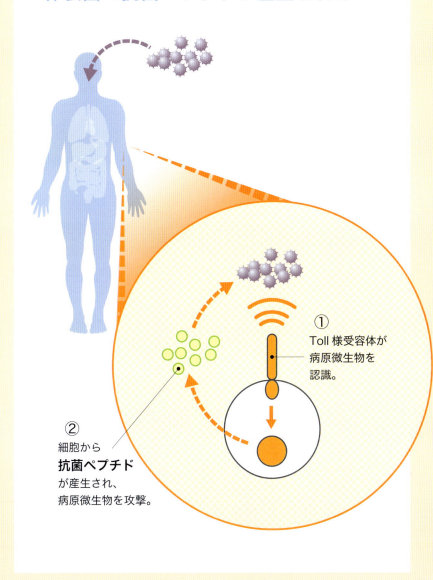

第 11 話

「抗菌ペプチド」の可能性

バクテリオシン (Bacteriocin)
細菌類が産生する、おもに同種や類縁種に対する抗菌活性をもったタンパク質やペプチドの総称。通常、個々のバクテリオシンの抗菌スペクトル (P74「抗菌スペクトル」参照) は狭く、同属から同門程度である。

　微生物は抗菌ペプチドを持っており、バクテリオシンと称されます。それらは、微生物由来の天然抗菌物質（バイオプリザバティブ）で、現在では食品保存に応用するなど、その発見と開発に世界中で研究が行われています。

　抗菌ペプチドがなぜ注目されているかというと、本来、生物・生体・ヒトが産生するもので、細胞毒性、すなわち副作用が小さいからです。ヒトが存在した太古の昔から、抗菌ペプチドを体の中で産生してきたのですが、それに対する耐性菌はいまだに報告されていません。

　したがって、次世代には抗生物質に代わり得るものであろうと、1980～90年代から世界中で多くの研究が行われてきました。

　とくに、乳酸菌の抗菌ペプチド（バクテリオシン）は、ランチビオティックともいわれ、乳酸菌自体が安全性の高い微生物で、無味無臭であることから食品保存料としても期待されて、多くの研究が進められています。

　一般的に細菌の抗菌ペプチドは、類縁菌などに作用する抗菌スペクトルの狭いものがほとんどです。しかし、L8020菌の抗菌ペプチドは、グラム陽性菌、グラム陰性菌、そして真菌と非常に広い抗菌スペクトルを持っていることが予測されたため、その効果に期待が膨らみました。

● L8020菌の抗菌メカニズム解明の鍵は「抗菌ペプチド」!?

L8020菌が産生する抗菌ペプチドにはヒト由来の安心感と、大きな可能生がある！

抗菌ペプチドは
生物・生体が本来産生しているもの

細胞毒性（副作用）が小さい
耐性菌が出現しにくい

抗生物質に代わり得る

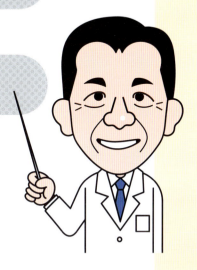

第 12 話

L8020菌の抗菌ペプチドを探す

　L8020菌の抗菌メカニズムを解明するべく、私たちはL8020菌の抗菌ペプチドを探しました。

　かつてプロテオーム解析で非常に困難な問題に遭遇して、思うような解析ができなかった苦い経験があったことから、今回は遺伝情報であるゲノムの方からアプローチしました。

　まず、他の菌と一緒に培養して抗菌性の高い遺伝子を探してみたところ、候補となる遺伝子が3つ見つかりました。

　その中で、抗菌スペクトルが広いのは、おそらくヒト由来とか哺乳類由来の塩基性抗菌ペプチドに類似したものなのではないか。したがって、その遺伝子は疎水性のアミノ酸と塩基性のアミノ酸を多く含み、pI（等電点）値も高いペプチドではないか、と仮説を立てました。

　そして、KO3株の候補遺伝子のコドンをアミノ酸に置き換えました。その結果、2つの抗菌ペプチドがあるのではないかと考えてKog1、Kog2と名前を付けて抗菌試験を行いました。

抗菌スペクトル
通常、抗生物質の作用は選択的であり、ある一群の微生物または、ある種の微生物に作用する。このような抗菌作用の一定の範囲、つまり感受性菌の範囲を抗菌スペクトルという。抗菌活性（antibacterial activity）は抗菌物質感受性テストから求めた最小発育阻止濃度（MIC）で表し、MIC値が小さいほど抗菌力は強い。

● 抗菌ペプチド「Kog1」「Kog2」を探す

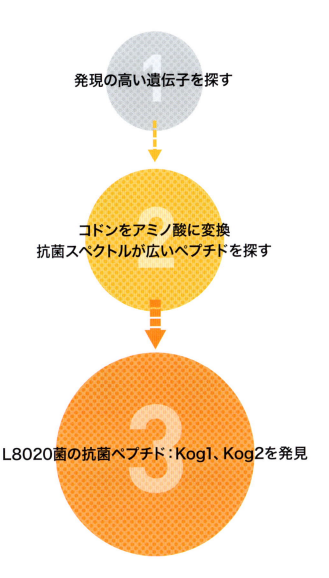

第13話 L8020菌の抗菌ペプチド Kog1、Kog2の抗菌力

　2つの抗菌ペプチドKog1とKog2の配列でペプチドを合成して試験をしたところ、ミュータンスレンサ球菌やP.g菌に対して非常に強い抗菌作用があることが分かりました。

　次に、その効果がどれくらい高いのか、ヒト由来あるいは哺乳類由来の抗菌ペプチドと比較してみました。比較対象は、非常に高い抗菌性があることで知られている唾液中の抗菌ペプチドのhistatin5、ヒト由来のlactoferricin Hとウシ由来のlactoferricin Bあるいはヒトのβ-defensin-2、-3などです。これらと比較しても、Kog1、Kog2は同等あるいはそれ以上の抗菌性を示すことが分かりました。〔右図〕

　Kog1は48個のアミノ酸からできているのですが、実際にどの部分が効いているのか、さらに調べていきました。

　つまり、48個のアミノ酸を幾つかのフラグメントに分けて、アミノ酸を合成してバラバラのペプチドを作り、どこがよく効くのかの実験を繰り返したのです。

　その結果、Kog1-α、Kog1-Cという部分が効いていることが分かってきました。〔P78参照〕

● Kog1、Kog2の抗菌試験結果

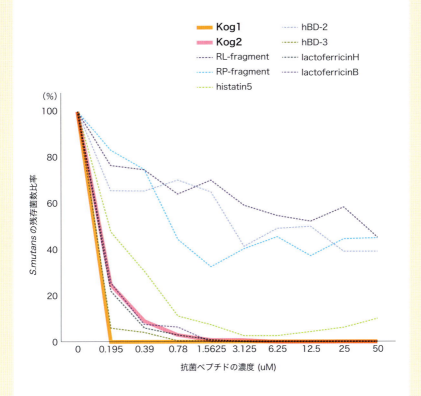

第14話 カンジダ菌の破壊を撮影

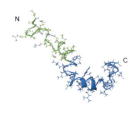

Kog1の構造

- フルオレセイン
イソチオシアネート（FITC）
タンパク質、抗体または抗原などを蛍光標識する時に用いられ、安定で最も一般的・代表的な蛍光色素。イソチオシアネート誘導体は安定なので、タンパク質や抗原のアミノ基とカルバミド結合を生成して標識化される。

　Kog1-α、Kog1-Cというのは、C末端のペプチドですが、NMR（核磁気共鳴）法でKog1の構造解析を行いました。（広島大学理学部　楯教授のご協力による）

　その結果、Kog1の48個のアミノ酸のうち、22番目のアミノ酸から44番目のアミノ酸までがαヘリックス構造（らせん構造）をとっていることが分かりました。

　また、Kog1をFITC（対象を緑色に染める蛍光色素）で処理して、カンジダ菌と作用させてみました。写真の左が蛍光観察像で、右が同一視野の顕微鏡実像です。Kog1を入れる前のカンジダ菌糸体は、色素に染まっていませんが、Kog1を入れて3分で、緑色に染まります。Kog1がカンジダ菌に集積しているというわけです。

　実験開始から5分後の画像を見ると、Kog1がカンジダ菌を破壊していることが分かります。この結果から、L8020菌の抗菌ペプチドKog1は、かなり短時間でカンジダ菌を破壊できることが分かります。

　おそらく、他の細菌も同様に短時間で破壊できるだろうと考えています。超高齢社会となり、高齢者、義歯患者さんなどでは口腔内のコントロールが行き届かず、口腔感染症の罹患が増えることが予想されます。そのような方々に、安心・安全に細菌をコントロールできるL8020菌の抗菌ペプチドの可能性は、とても有用だと考えています。

● 抗菌ペプチドKog1 VS カンジダ菌

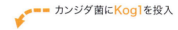
カンジダ菌にKog1を投入

3分後
Kog1がカンジダ菌に **集積**

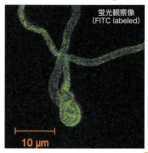
蛍光観察像 (FITC labeled)

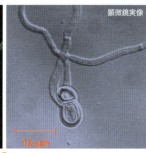
顕微鏡実像

5分後
Kog1がカンジダ菌を **破壊**

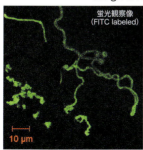
蛍光観察像 (FITC labeled)

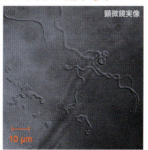
顕微鏡実像

対照実験 Kog1が存在しないと、5分後もカンジダ菌は破壊されない

Kog1が存在しない場合、カンジダの菌糸体は色素に染まらず、破壊も起こりません。

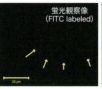
蛍光観察像 (FITC labeled)

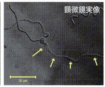
顕微鏡実像

実験・撮影：広島大学

第15話
抗菌ペプチドが歯周病菌連鎖を断ち切る!?

LPS
P22「LPS」参照

炎症性サイトカイン
P22「サイトカイン」参照

マトリックス
メタロプロテアーゼ
P32「MMP」参照

歯周病菌連鎖
P26「歯周病菌連鎖」参照

　Kog1は*P.g*菌（*Porphyromonas gingivalis*）に対して高い抗菌性があることが分かりました。

　*P.g*菌などの歯周病菌（グラム陰性菌）はリポポリサッカライド（LPS）と呼ばれる内毒素を有しています。LPSが血中あるいは組織中に入ると生体内に存在する食細胞が活発になり、炎症性サイトカインのTNF-αやIL-1βなどを過剰に産生します。

　サイトカインの産生が活発になるほど炎症が進みやすくなり、局所の細胞外基質蛋白を分解するマトリックスメタロプロテアーゼを大量に放出します。これにより、破骨細胞を活性化させるサイトカインやプロスタノイドが産生され、歯周局所で歯槽骨の吸収が起こります。また、血流に入ることで全身疾患を増悪させることも報告されています。

　これらの歯周病菌による悪い連鎖を止めるためにも、*P.g*菌などが有するLPSを不活性化させることが必要です。

　今回発見した抗菌ペプチドKog1には、*P.g* LPSに対する不活性化作用があり、炎症性サイトカインのTNF-α、IL-1β、IL-8などの発現を抑制することが確認できました。（P83参照）

　この結果から、歯周病菌連鎖を食い止めることができるのではないかと考えられます。

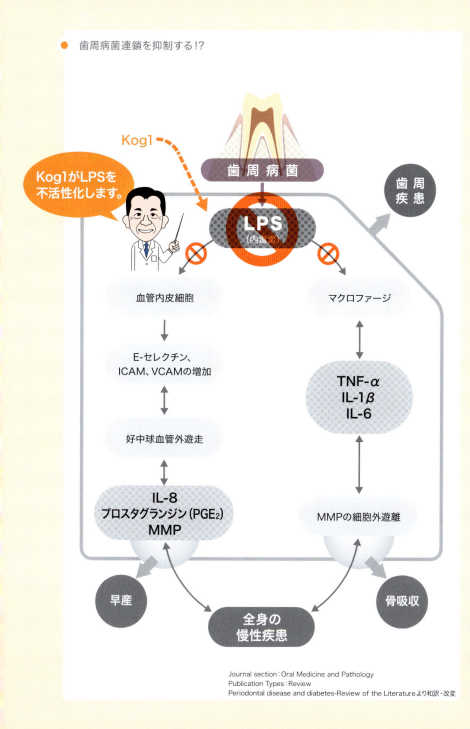

L16

8020 第16話

LPS不活性化、サイトカイン抑制

　過去に塩基性抗菌ペプチドの一部には、LPSの不活性化作用を持つものが報告されており、Kog1も類似したアミノ酸組成を持っています。ですから、Kog1にもLPSを不活性化させる作用があるのではないかと仮説を立てました。もしもKog1によってLPSが不活性化できれば、歯周病菌連鎖を止めることができるのではないかと考えられます。

　そこで、Kog1と*P.g* LPSを一緒にして細胞に与えて、炎症性サイトカインがどのように産生されるのかを研究してみました。

　培養細胞としてはマクロファージと歯肉線維芽細胞を用いました。どちらの細胞においても、Kog1を共存させることで、LPSによって誘導される炎症性サイトカインを有意に抑制できました。

マクロファージ
P24「マクロファージ」参照

> L8020菌を口腔内に定着できれば、抗菌ペプチドを産生し続け、口腔と全身の健康に役立ちます。

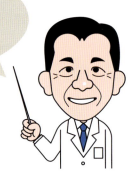

● Kog1のLPS不活性化実験

Kog1がTNF-αの発現を抑制

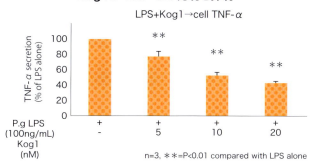

Kog1がIL-1β mRNAの発現を抑制

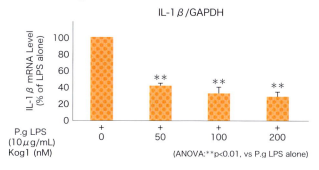

Kog1がIL-8 mRNAの発現を抑制

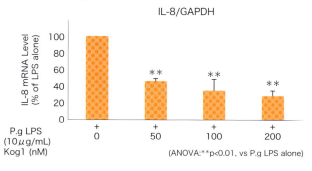

第 17 話

L8020菌の抗菌ペプチド入りタブレットの研究開発

　これまで既に述べてきたように、L8020菌の抗菌ペプチドには、ミュータンス菌、歯周病菌、カンジダ菌に対する抗菌作用があります。また、歯周病菌が持つLPSを不活性化し、歯周組織やマクロファージから炎症性サイトカインが産生されるのを抑制するので、歯周病菌連鎖を抑制する効果が期待できます。そこで、L8020菌の抗菌ペプチドを豊富に含んだタブレットが作れないだろうかと考えました。

　私たちが行った方法は、L8020菌が抗菌ペプチドを多量に産生する食用培地を用いて、その培養液をフリーズドライして得られる粉末からタブレット（ロゼンジ）を試作することでした。右ページのグラフは、試作したタブレットの抗菌性を試験した結果です。培養液全体をフリーズドライしているため、L8020菌の生菌はタブレット中に約$2.3×10^6$個くらい含まれています。

　実際、今回の試作タブレットの試験でも、歯周病菌である*P.g*菌や、口腔内真菌であるカンジダ菌（*C. albicans*）、いずれに対しても高い抗菌性を示すことが確認できました。今後、「8020ヨーグルト」だけでなく、予防歯科の一助となれるようなタブレットも製品化されることを大いに期待しています。

フリーズドライ
水分を含む食品原料や食品を凍結後、真空状態に置いて水分を昇華させ、乾燥させる技術。凍結乾燥ともいう。成分変化がほとんどなく、素材の味・色・栄養価・香りも保持されることから、コーヒー・味噌汁などのインスタント食品や医薬品などに利用されている。

● 試作タブレットによる抗菌試験結果

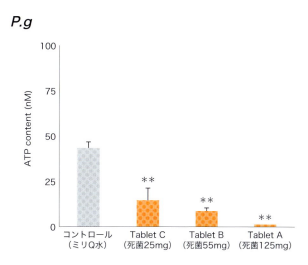

P.g

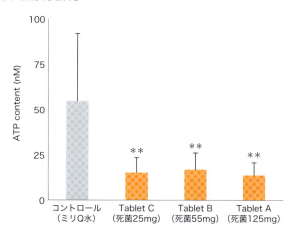

C. albicans

Etak
イータック

「歯の抗菌」という視点から生まれた
固定化抗菌成分

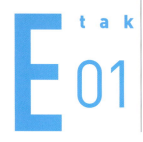

第 1 話

歯を抗菌するという発想

　私は、もともと歯科補綴学が専門で、そこで口腔内微生物バイオフィルムの研究を行ってきました。口腔内には700〜800種類の微生物が棲み、プラーク1g中には約10^{11}の微生物が存在しています。これにより、う蝕や歯周病など微生物による感染性疾患が引き起こされます。

　さらに、プラークが微生物のリザーバーとなり誤嚥性肺炎を発症させたり、血流内に移行することで菌血症や血栓の原因になることも指摘されています。

　このような口腔内微生物をコントロールするために、ブラッシングなどの物理学的コントロールを行いますが、障がい者や寝たきりの高齢者は十分なセルフコントロールができません。かつて、障がい者施設で診療をしていた時には「う蝕をいくら治しても、十分に磨けないために、どんどん歯が悪くなっていく」という悩みがありました。

　そのような中で、微生物叢、歯や修復物など被着体の性質、および生体成分を利用して病原微生物の増殖を阻止しようという研究を始めました。その1つの方法が、口腔内の修復物や義歯に消毒成分を固定化させる、という発想でした。

菌血症
循環血流中から菌が検出できる状態を指す。敗血症は同様の状態を意味する言葉である。菌血症はある感染症の定型的経過において生ずる場合（腸チフスなど）と、全身（炎症）症状がほとんど認められない場合によく使用される。全身（炎症）症状を伴う場合は敗血症という。敗血症と菌血症の違いは不明確である。

● 口腔内微生物のコントロール

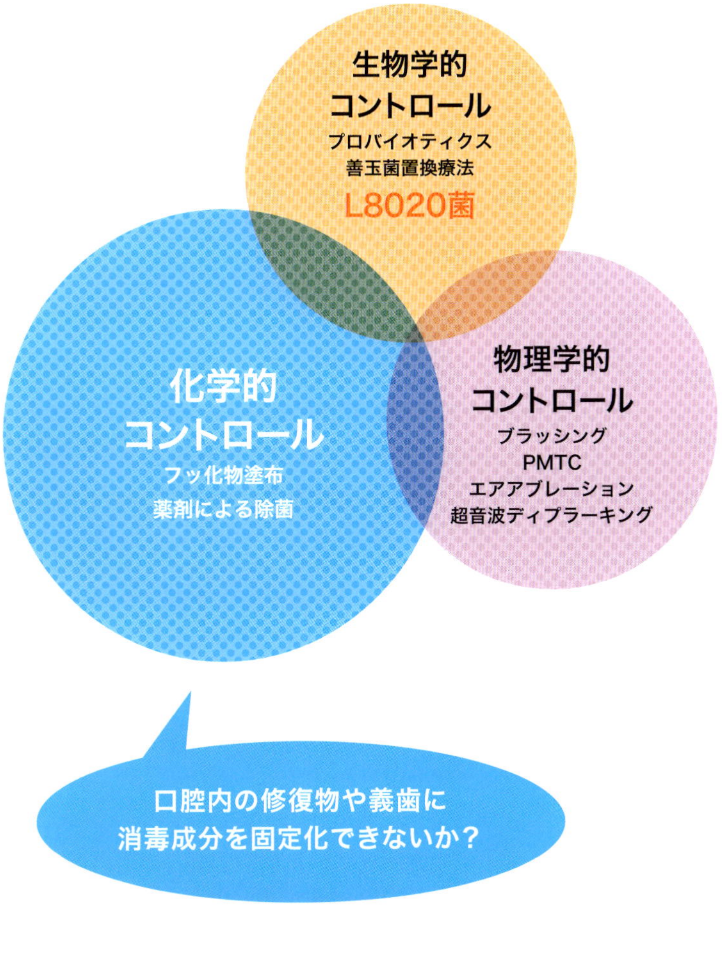

生物学的コントロール
プロバイオティクス
善玉菌置換療法
L8020菌

化学的コントロール
フッ化物塗布
薬剤による除菌

物理学的コントロール
ブラッシング
PMTC
エアアブレーション
超音波ディプラーキング

口腔内の修復物や義歯に消毒成分を固定化できないか？

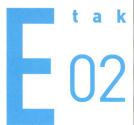

第 2 話

抗菌性の洗口剤はバイオフィルム菌に対抗できるか

現在、市場にはさまざまな洗口剤が出回っています。う蝕や歯周病の原因菌を殺菌するとか、除菌率99.9％と表示されている製品もあります。しかし、多くの洗口剤のデータは、浮遊菌に対して収集されたものです。

実際に、洗口剤にミュータンス菌の懸濁液を接種して、1分・5分・10分で培地に播いてどれだけ生きているのかを調べると、ほとんどの製品で1分ないしは5分でミュータンス菌は検出できなくなります。

ただ、コントロールが不十分な口腔内には微生物バイオフィルムが形成されていきます。バイオフィルムに薬液を与えても、表面には多少の効果がありますが内部まではほとんど浸透しません。

そこで、本当に浸透しないのか調べるために、アパタイト表面にミュータンス菌のバイオフィルムを作り、洗口剤に5分間浸けてみました。その結果、ほとんどの製品で全く効果がありません。70％のエタノールが入っているような製品でもバイオフィルム菌は殺せていないのです。

ですから、そもそも微生物バイオフィルムを作らせないことが一番良い。そのために、義歯や補綴物を抗菌加工して微生物を増やさない、という発想から固定化抗菌成分の研究を進めていきました。

懸濁液
液体の中に、顕微鏡で見える程度の微粒子が分散して浮遊しているもの。固体・液体・気体が均一に分散している「溶液」とは異なる。

- 微生物バイオフィルムを作らせないことが一番

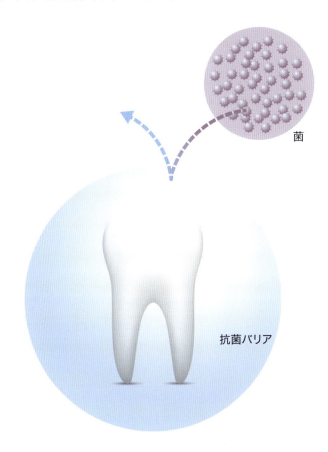

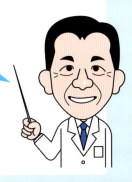

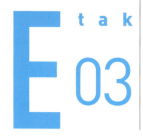

第3話

固定化抗菌成分Etakの誕生

　口腔内にバイオフィルムを作らせない。そのために歯、補綴物、義歯を抗菌し、それを維持できる固定化抗菌成分を作ろう、と開発に着手しました。私は、大学院生のころシラン化合物でガラス面を修飾して、どのような表面に菌が付着しやすくなるかという研究をしていました。それだけに固定化には自信がありました。

　消毒薬は口腔内で使いたかったため、第四級アンモニウム塩（R-AC）を選択しました。これは医療現場でも使用される塩化ベンザルコニウムのような陽イオン界面活性剤に分類できる消毒薬です。この消毒薬を固定化するためにエトキシシラン（Si-Et）をバインダーとして、福山市の化学薬品メーカーのマナック株式会社と共同で合成し、2008年に原液を完成させました。

　合成した原液の主成分はOctadecyl dimethyl (3-triethoxysilylpropyl) ammonium chlorideで、トリエトキシシリル (triethoxysilyl) というシラン系のエトキシ基を3つ持ったものです。これが入ることで、酸素や水酸基を持つ表面でシラン部分が足を伸ばし、さらに横方向に手をつなぎ、結合部分の表面に消毒薬が固定化されます。この結合は共有結合ですから、一度結合すると切れずに安定して固定化できます。

　こうして、固定化抗菌成分『Etak（イータック）』が誕生しました。

共有結合
電子が2個の原子の間で共有されることによって形成される化学結合。1本の共有結合に関与する2個の電子は、2つの原子に共有され、各原子は希ガス型の安定な原子構造をとれるようになる。

● 固定化抗菌成分「Etak」とは

Etakの化学式です

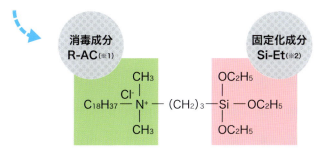

※1 R-AC：第四級アンモニウム塩。Rは化学式の省略、ACはアンモニウムクロライド。
※2 Si-Et：エトキシシラン。

つまり、固定化メカニズムはこんなイメージ

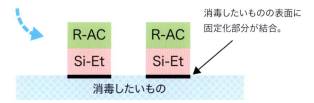

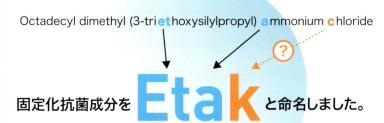

固定化抗菌成分を **Etak** と命名しました。

Etakの最後のひと文字は、本当は「c」。
実験室の誰かが間違えて以来、そのままにしています（笑）

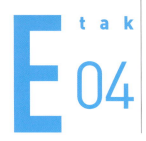

第 4 話

歯科医療での応用を
考えていたが……

　Etakの開発を進めていた当時は、歯科界でインプラント周囲炎が話題となっていました。インプラントの周囲が感染症に侵され支える骨が吸収されてしまう。これに活用できるかなと当初は考えていました。

　インプラントはチタン製です。シラン化合物はチタンに固定しやすいので、アバットメントなどに固定化抗菌成分を応用すればインプラント周囲炎の予防に活かせると考えていました。

　そこで、これまでの研究成果や試験結果などを、産学官連携の学会や展示会などで発表しました。しかし、歯科業界紙は取り上げてくれましたが、歯科関連企業からは全くアプローチがありません。

　正直落胆したのですが、後述する高田祐司氏の協力も得て、日用品マーケットまでアピールの裾野を広げてみることにしました。

　Etakは水酸基があれば固定化できるので、タオルなどの布にはすぐに固定化できます。だから、洗ったら抗菌加工ができる洗剤が作れるのではないかということで発表したところ、かなりの反響がありました。

水酸基
OHで示される原子団で1価の基。この原子団をもつ化合物は水酸化物と称される。

● さまざまな展示会に出展したけれど

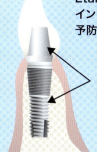

Etakで
インプラント周囲炎の
予防ができるのでは！？

チタン製であるインプラントの
アバットメントやフィクスチャーを
Etakで抗菌加工できれば……

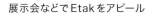
展示会などでEtakをアピール

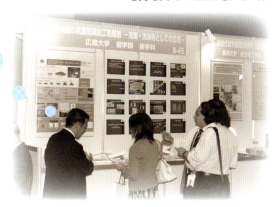

しかし、歯科分野ではなく、
大手製薬会社や繊維会社からの
アプローチがあった。

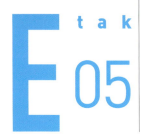

第 5 話

旧友と水槽と、大学発のベンチャー企業

　Etakをさまざまな展示会などで歯科関連企業にアピールするも反応を得られず悩んでいた頃、中学から大学までの同級生の高田祐司氏に相談してみました。彼が経営する中国鉄管継手株式会社で「鉄管を抗菌加工してみないか」などと軽い気持ちでの相談でした。

　それに対し、高田氏が「Etakで藻が生えないようになるか」と聞くのです。「そんなの知らんよ」といったら、水槽を2つ買ってきて「Etakで処理をしてくれ」と。1つを処理して、もう1つは未処理のまま保管しました。3週間くらいで変化が現れ、5週間経つと大きな違いが現れました。

　その頃、製薬や日用品製造の大手企業からのアプローチが多くなり、固定化抗菌成分の特許を取得して事業化することを考え始めました。大学に相談し、特許を許諾する大学発のベンチャー企業として株式会社キャンパスメディコを立ち上げました。

　キャンパスメディコは、特許のライセンスを企業等に許諾できる権利を広島大学から譲り受けて、企業にライセンスを与えたり、共同開発の条件を整えて技術移転を図るビジネスを2009年から開始しています。なお、旧友の高田氏は、今では代表取締役としてキャンパスメディコを運営してくれています。

● Etakで水槽の藻は生えなくなるか？

【問題です】Etakで抗菌加工した水槽は、A・Bどっち？

初日
2008年3月28日撮影

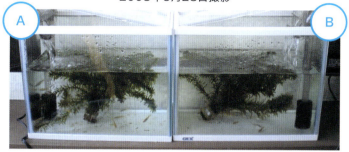

↑初日はもちろん、どちらもピカピカ。

5週間後
2008年5月7日撮影

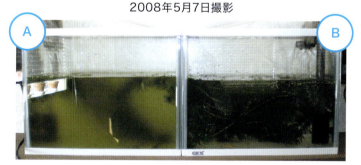

↑水が濁ってメダカが見えない‥　↑水草は増えたけど、水はあまり濁っていない。メダカも元気！

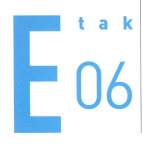

第 6 話

Etakの固定化力の検証

日用品マーケットの企業にアピールするため、Etakの固定化力の実験を行いました。

JIS規格のスタンダードなタオルを用意して、1つは室温でEtakに1〜2分浸けて、しっかり洗って水切り。もう1つのタオルは、通常の洗濯をして水切りしました。そして、グラム陽性菌である黄色ブドウ球菌（*Staphylococcus aureus*）、グラム陰性菌である大腸菌（*Escherichia coli*）、院内感染などで問題になるセレウス菌（*Bacillus cereus*）を約10,000個ずつ被験タオル表面に接種して、18時間培養しました。

その結果、未処理のタオルでは各被験菌とも10^6〜10^7個に増殖しましたが、Etakで処理したタオルの表面では、接種した菌を全く検出せず、接種した菌が死滅している可能性が高いことが示唆されました。（表1；日本食品分析センター委託解析）

50回の洗濯耐性試験では、Etak3％および0.3％の濃度では、全く菌を検出しませんでしたが、0.03％では菌は増殖していました。しかし、静菌活性値はLog$_{10}$値で2.2以上あり、JISの抗菌加工の基準を満たしていることが分かりました。（クラボウ）

JIS規格
日本工業規格（Japanese Industrial Standard）。工業標準法に基づいて日本工業標準調査会で調査・審議され、政府で制定した国家規格である。

静菌活性値
(Bacteriostatic activity)
JTETC（一般社団法人繊維評価技術協議会）で定められている基準。
18時間培養後の標準布の生菌数を、18時間培養後の加工布の生菌数で除した値と規定されている。
試験は黄色ブドウ球菌で行われ、対数値2.2以上で効果があるとされている。

● Etakの抗菌と固定化を実感した2種の実験

表1　Etak抗菌加工タオルと未処理タオルの菌増殖を比較

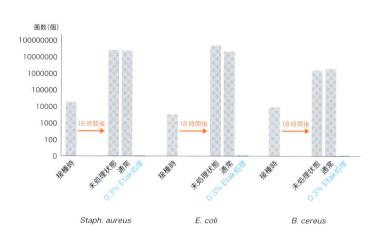

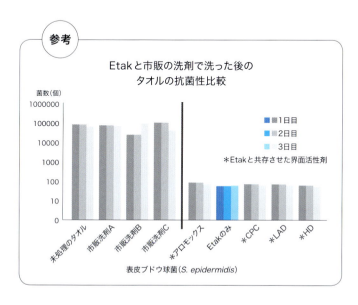

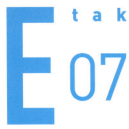

第 7 話

新型インフルエンザの流行

　Etak開発当時の2009年のことですが、ブタ由来の新型インフルエンザが人に感染し、急速に世界各地に広がりました。通常、季節性インフルエンザは冬に流行するのですが、新型インフルエンザの勢いは夏場でも収まらず、社会的な問題になっていました。

　そこで、この新型インフルエンザウイルス（A H1N1）にもEtakが有効なのかを、広島大学ウイルス学研究室　坂口教授のご協力の下、検証してみることにしました。

　Etak0.12％と0.012％濃度を室温で3分間処理したタオル及びガラス表面でのA H1N1の不活性化作用をみると、0.012％でも99％以上不活性化できることが確認できました。

　Etakはシラン化合物なので、木材（机、椅子、家具）、ガラス（窓、コップ）、陶磁器（食器）、繊維（綿、混紡、アクリル、ポリエステルなど）、金属、ゴム・塩ビ・PSなどに対し、室温で数分以内に固定化できます。したがって、公共施設から家庭まで幅広く応用でき、インフルエンザの拡大リスクを大幅に軽減できるだろうと考えています。

● Etakの抗インフルエンザウイルス試験結果

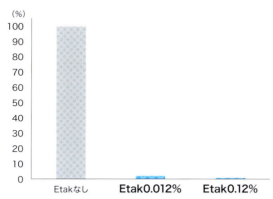

新型インフルエンザウイルス（A H1N1）の不活性化を確認

医歯薬学総合研究科　ウイルス学教室　坂口教授による

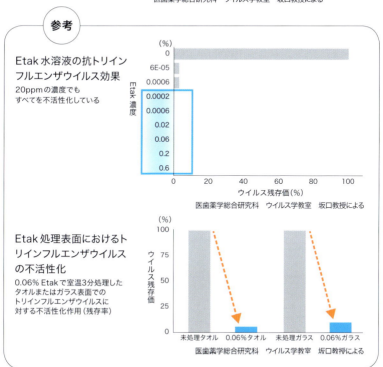

参考

Etak水溶液の抗トリインフルエンザウイルス効果
20ppmの濃度ですべてを不活性化している

医歯薬学総合研究科　ウイルス学教室　坂口教授による

Etak処理表面におけるトリインフルエンザウイルスの不活性化
0.06% Etakで室温3分処理したタオルまたはガラス表面でのトリインフルエンザウイルスに対する不活性化作用（残存率）

医歯薬学総合研究科　ウイルス学教室　坂口教授による

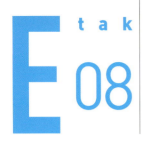

第 8 話

マスクを抗菌するという発想

　Etakのさまざまな効果を検証していく中で、歯科以外のマーケットから、商品化の企画提案を多くいただきました。

　実際に、清掃業務用液体タイプ、携帯用スプレータイプ、Etakを繊維表面に固定化した生地でできたタオル・靴下・ベビー服・白衣・カーテン・寝具・ゴルフグローブなど、商品化されたものは多岐にわたります。

　その中で、「クリスタルヴェール マスク防菌24」（エーザイ株式会社）を使って、広島大学の学生と一緒に実験を行いました。「マスクにシュッ」というCMが流れていたので、ご存知の方もおられるかもしれませんが、マスクの表裏にスプレーすることでウイルスや菌の付着を防ぐことを目的とした製品です。

　学生を2つのグループに分け、一方にはスプレーしたマスクを、もう一方には何もしていないマスクを24時間、寝ている間もずっと装着してもらいました。そうして回収したマスクからATPを抽出し、測定したところ、スプレーしたマスクは菌の増殖を有意に抑えていることを確認できました。

　この結果から、マスク表面に付いたインフルエンザウイルスを不活性化できるのではないかと考えました。

ATP
P64「ATP」参照

- 「マスクにシュッ」で、学生と実験

被験者10名の試験の平均値
被験者は、24時間、可及的にマスクを装着した。
マスクを回収し、ATPを抽出し、測定。

マスク雑菌の繁殖を抑える

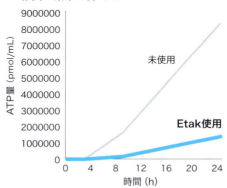

増殖した菌数をATPで測定

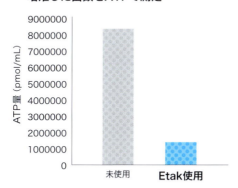

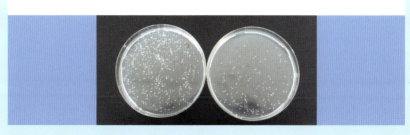

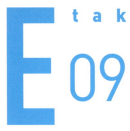

第 9 話
ノロウイルス、アデノウイルスへの対抗

　開発当初、Etakはエンベロープを有するウイルスに対しての有効性は確認できていましたが、非エンベロープのウイルスには効果は期待できないのではないかと推論していました。しかし、研究を進めるうちにノロウイルスやアデノウイルスに対しても効果があることが分かりました。

　ノロウイルスは、ウイルスの中でも小さく感染力の強いものです。汚染食品などから体内に入ると腸管内で増殖し感染性胃腸炎を引き起こします。高齢者施設などで感染すると命に関わることにもなるので、その対策は重要です。

　また、アデノウイルスはA〜Fの6群に分類されるウイルスで、それぞれの型により肺炎、咽頭結膜熱（プール熱）、流行性角結膜炎（EKC）、出血性膀胱炎などを引き起こす病原ウイルスです。とくに、眼科領域では院内感染で最もリスクの高いものとして予防に苦慮してきました。

　これらのウイルスに、Etak含有の製剤90μLに対しウイルス浮遊液10μLを加え、25±2℃で24時間保存後にウイルス感染価を測定したところ、ウイルスを不活性化していることが確認できました。この結果により、今後ますます介護施設や医療機関での消毒、抗菌にEtakが役立つものと期待しています。

エンベロープ
インフルエンザウイルス、ヘルペスウイルス、HIV、HBV・HCVなど一部のウイルス粒子の最外殻に存在する膜状構造。脂質二重層で構成され、ウイルスエンベロープには複数のウイルス糖蛋白（宿主細胞への感染などに重要な役割をもつ）が突き刺さる形で存在する。エンベロープを有するウイルスは、有機溶媒などで処理すると、エンベロープの脂質が溶解して感染性を失う。

ウイルス感染価
細胞感染性をもつウイルス粒子の数。

● Etakの抗ノロウイルス・抗アデノウイルス試験結果

ノロウイルス
非エンベロープのRNAウイルス
非細菌性急性胃腸炎を引き起こす

アデノウイルス
非エンベロープのDNAウイルス
「風邪症候群」を起こす
主要病原ウイルス

アデノウイルス感染症
- 肺炎
- 咽頭結膜熱（プール熱）
- 流行性角結膜炎（EKC）
- 出血性膀胱炎
- 急性濾胞性結膜炎
- 胃腸炎

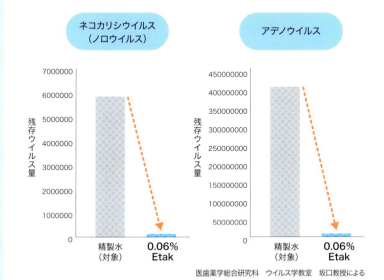

医歯薬学総合研究科　ウイルス学教室　坂口教授による

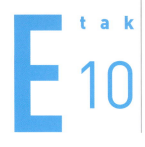

第 10 話

Etak の抗菌・抗ウイルス作用

消毒と滅菌
消毒とは、病原性微生物を死滅または除去し、害のない水準まで減らす、あるいは感染力を失わせることで毒性を無力化させることである。消毒には、抗菌薬と同じように一定の抗菌スペクトルがあり、すべての微生物を殺滅する滅菌とは異なる。Etakでの処理は、消毒に当たる。

エンベロープ
P104「エンベロープ」参照

　Etakの消毒部分である第四級アンモニウム塩は、その抗ウイルススペクトルとして一般的にエンベロープを有するウイルスを接触性に不活性化できることが知られています。

　エンベロープを有するウイルスには、インフルエンザウイルス（ヒト、トリ、豚（新型））、パラインフルエンザウイルス、HBV・HCV、はしかウイルス、ヘルペスウイルス、ムンプスウイルス、狂犬病ウイルスなどがあります。

　また、Etakは非エンベロープのウイルスで急性胃腸炎を引き起こすノロウイルス、眼科領域で非常に問題になるアデノウイルスにも有効です（前頁参照）。さらに、非エンベロープの中でも、なかなか死滅しないコクサッキーウイルスにも有効だということも確認しています。（広島大学、坂口教授のご協力による）

　その他、グラム陽性菌の黄色ブドウ球菌やMRSA、グラム陰性菌の大腸菌、O-157、サルモネラ、マイコプラズマ、さらに、カンジダ菌を含めたカビ類の原因菌である真菌にも有効です。

　このようにEtakは非常に広い抗菌・抗ウイルススペクトルを持つのですが、その最大の理由は、固定化による抗菌・抗ウイルス効果の持続にあるといえます。（皮膚で約1日、布類で数カ月～1年以上など）

● 持続的な抗菌・抗ウイルススペクトル一覧

総称		グラム陽性菌	グラム陰性菌	真菌		抗酸菌	ウイルス	
				酵母	糸状菌		エンベロープ有	エンベロープ無
持続的な防菌効果	効果有り	黄色ブドウ球菌 MRSA S.mutans S.sobrinus (う蝕原因菌) セレウス菌 表皮ブドウ球菌 (わきがの原因菌)	大腸菌 O-157 サルモネラ マイコプラズマ Corynebacterium xerosis (わきがの原因菌)	マラセチア カンジダ菌 (C.albicans) (C.tropicalis) (C.glabrata)	黒コウジカビ 黒カビ 【静菌レベル】 Trichophyton Rubrum (水虫原因菌) Trichophyton tonsurans (新型水虫菌)		トリインフルエンザ ヒトインフルエンザ 豚インフルエンザ ヘルペスウイルス ヒトRSウイルス 麻疹ウイルス	ノロウイルス (ネコカリシウイルス) アデノウイルス ロタウイルス
	理論上効果有り		酢酸菌 レジオネラ				パラインフルエンザ ムンプスウイルス コロナウイルス 狂犬病ウイルス B型肝炎ウイルス C型肝炎ウイルス ニューカッスルウイルス SARSウイルス 鶏白血病・肉腫ウイルス HIV	
	効果無し若しくは弱い		緑膿菌※ セパシア※			結核菌	コクサッキーウイルス※	ポリオウイルス 口蹄疫 A型肝炎ウイルス E型肝炎ウイルス パルボウイルス

※持続効果は無いが、アルコールにより一時的な除菌としては有効。

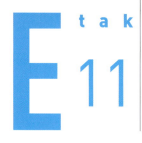

第11話

固定化抗菌成分Etakだからできること

　私が消毒薬の固定化を考えたのは、元々は口の中で使いたかったからです。口腔内は非常に厳しい環境で、消毒薬を作用させても一時的にしか効果は期待できません。口腔内の病原性微生物をコントロールするためにも、消毒薬の固定化は欠かせないことでした。

　そのような思いから生まれたEtakですが、口腔以外の分野で注目されるようになりました。とくに反響が大きかったのが抗インフルエンザウイルス作用でした。

　多くのウイルスは、接触だけでなく空気感染します。ほとんどの消毒薬の効果は一時的で、消毒面が乾くとその後の落下菌などは死滅せず生きています。

　インフルエンザのようにエンベロープを有するウイルスは大部分が脂質から成るので、エタノールや有機溶媒、界面活性剤で容易に破壊できます。しかし、多くの場所でエタノール消毒したにもかかわらず流行したのは、消毒してもすぐに後から汚染されるためだったと考えられます。

　Etakは、シラン化合物により消毒薬成分が処理表面に固定化されます。その抗菌効果は1週間以上で、固定化された表面では、その後の落下菌や飛沫菌を不活性化できます。つまり、Etakを使えば手軽に抗菌・抗ウイルス加工ができ、その効果を長期間維持できるのです。

エンベロープ
P104「エンベロープ」参照

- 一般的な消毒薬との違いは「固定化」

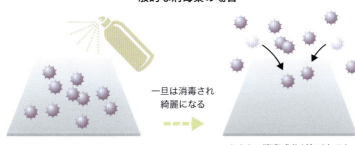

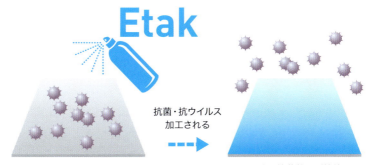

消毒薬のアルコール系・次亜塩素酸系・界面活性剤の
対エンベロープ破壊は、一時的
しかし、
固定化抗菌成分 Etak は、
エンベロープを持続的に破壊

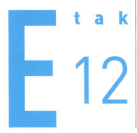

第 12 話

Etakの高い安全性

　Etakを日常的に使用するためには、安全であることが第一条件になります。

　Etakの消毒部分である第四級アンモニウム塩は口の中でも使えるような消毒薬ですが、さらにEtakの安全性を確認するために変異原性試験をマウスとウサギで行いました。

　Etak60％原液を注射溶液で希釈し、400・300・200・100mg/mLの試験溶液を作り、この溶液をマウスに8000・6000・4000・2000mg/kgの容量で経口投与して14日間の経過観察を行いました。その結果、全投与群で2例だけ投与後5分から自発運動の低下がみられましたが、投与後4時間までには回復して、その後は異常を認められませんでした。

　8000mg/kgは試験投与の上限値ですから、半数致死量のLD_{50}は8000mg/kg以上で、食塩よりも安全であることが証明されたのです。

半数致死量（LD_{50}）
ある固体で薬の量を次第に増加させると、ある投与量で薬理作用が現れる。さらに量を増加させると毒性が現れ、ついにはその固体は死亡する。概念としては、無効量・有効量・中毒量・致死量などがそれぞれの反応に対応して存在する。しかし、反応は固体によって多様であり、群としてみた場合には反応の頻度はS字曲線を描き、最小有効量・最小中毒量・最小致死量などを正確に決定することは不可能である。そこで、ある測定系の50％が陽性、つまり致死を呈するのに必要な最小量を半数致死量とし、毒素単位として用いる。半数致死量の記号はLD_{50}であり、この値が小さいほど致死毒性が強いことを示す。

● Etakの安全性試験結果

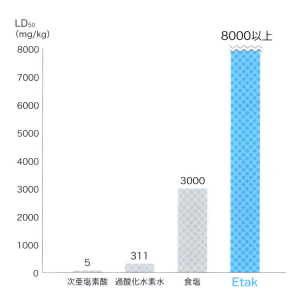

Etakの安全性（マウスLD_{50}）

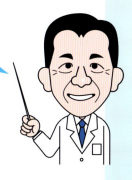

Etakは食塩よりも安全性が高いといえます。

E tak 第13話
13 化粧品としても使える 将来展望

安全性が高く、さまざまな日用品雑貨に利用されているEtakですが、将来的には口腔化粧品への応用も期待できると考えています。化粧品に使う場合は、原料・成分の名称が国際命名法（INCI）に掲載されていることが条件となります。INCIに登録することで日本化粧品工業連合会の安全性試験を受けられます。

化粧品は直接顔などの皮膚や口腔粘膜などに接触させるので、皮膚や眼に対する刺激はもちろんのこと、経口毒性試験などをクリアしないといけません。これらの試験の結果、Etakは日本化粧品工業連合会から化粧品用途としても使えるという安全性の証明をいただきました。近い将来、口腔用途での製品化を実現させたいと考えています。

もう1つ、私の研究室の学生が実験した面白い副次的効果があります。それは、皮膚にEtakを固定化したら化粧のりが良くなるというものです。ガラス板で試してみたところ、ガラス表面をEtakで処理した後にファンデーションを塗ると、たしかにムラなく非常に良く馴染みます。今後、化粧品の分野でのEtakの応用が現実化するかもしれません。

> **INCI**
> 「インキ」と読む。化粧品原料の国際命名法（International Nomenclature of Cosmetic Ingredients）の略称である。INCI名とはINCIのルールに基づく成分名であり、CTFA（米国化粧品工業会；原PCPC）が公表している化粧品成分の国際的表示名称のことである。

● 化粧品としても使えるEtakの安全性

Etak：化粧品としての安全性試験結果一覧

試験項目	試験結果
皮膚一次刺激性試験	無刺激性
皮膚感作性試験	陰性
変異原性試験	陰性
急性経口毒性試験	2000mg/kg 以上
眼刺激性試験	無刺激性
連続皮膚刺激性試験	無視できる程度
ヒトパッチテスト	安全品

粧工連表示名称決定通知No. 5355
2011年5月25日

マナック（株）

日本化粧品工業連合会

化粧品の成分表示のための表示名称のご連絡

貴社が、日本化粧品工業連合会（以下粧工連）の「化粧品の全成分表示のための名称作成申込書」（以下申込書）でお申込みいただきました原料につきましては、全成分表示名称委員会で審議（再審議を含みます）致しました結果、下記のとおり表示名称が決まりましたことをご連絡申し上げます。

この表示名称にご異議のある場合は、決定通知の日付から起算して９０日以内に、先に提出されました申込書を複写したものに、ご異議の理由及びその根拠を明確に記載していただき、必要に応じて根拠となる資料等を添付のうえ、粧工連事務局宛にご送付下さるようお願い致します（その際、受付番号欄の後に"異"とご記入下さい）。全成分表示名称委員会等で再検討のうえ、その結果をご連絡申し上げます。なお、決定通知の日付から起算して９０日を過ぎてもご連絡がない場合は、ご了承戴いたものとして処理させていただきます。

また、次の点に十分ご留意くださるようよろしくお願い申し上げます。

1．表示名称は、提出いただきました申込書等に基づき作成いたしました。したがいまして、申込書等に事実と異なる事項が記載されていた場合であっても、そこから派生する事項につきまして粧工連は一切の責任を負いません。
2．申請された原料の安全性、配合の可否等については一切関与致しません。したがいまして、申請された原料が防腐剤、紫外線吸収剤またはタール色素に該当するかどうか等の判断も一切致しませんので、化粧品への配合にあたっては、平成１２年９月２９日付医薬発第９９０号厚生省医薬安全局長通知等をよく踏まえ、自己の責任のもとで行ってください。
3．決定した表示名称や定義等は、粧工連が発表致します「化粧品の成分表示名称リスト」及び粧工連が編集致します「日本化粧品成分表示名称事典」等に収載させていただきますのでよろしくお願い致します。

記

INCI名： Triethoxysilylpropyl Steardimonium Chloride （受付番号：15363）
表示名称： トリエトキシシリルプロピルステアルジモニウムクロリド

以下

113

第 14 話
皮膚への固定化力

　　Etakは多くの資材に固定化できるのですが、皮膚への固定化力も検証してみました。

　最初は、人工皮膚でEtakを固定化したものと、エタノールだけで処理したものを比較しました。どちらも、初期には菌を接種すると減るのですが、エタノールだけで処理した人工皮膚は乾くと菌が増えて、数時間後には処理前と同じように増殖しています。一方、Etakを固定化した人工皮膚は初期値よりも下がった状態が約24時間持続します。

　次に、実際の皮膚でも検証してみました。私自身の手指で、大学に出勤してすぐにEtakで手指を処理し、その後約24時間、手洗いのたびに固定化を確認しました。この間、通常の1日を過ごしているのですが、ほとんど変わりません。夜の10時過ぎに帰宅して入浴後は若干薄くなった感じがみられますが、途中の手洗い・石鹸洗いを重ねても約24時間固定化できているのが確認できます。

　手指は無意識のうちに多くのものと接触します。接触部にウイルスが付いていれば、そのまま手指から感染するリスクも高くなります。しかし、消毒成分を固定化していればウイルスを死滅できるため、Etakを皮膚へ応用することで、接触感染のリスクも大きく減らすことが期待できます。

● 私の手で、皮膚への固定化力を調べました！

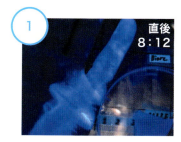
直後
8:12

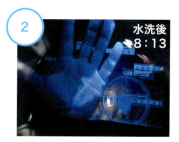
水洗後
8:13

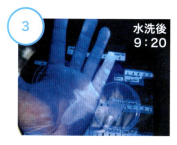
水洗後
9:20

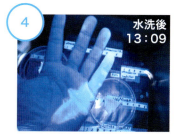
水洗後
13:09

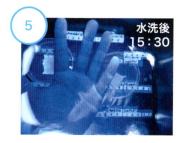
水洗後
15:30

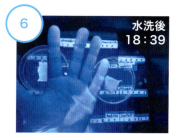
水洗後
18:39

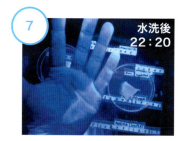
水洗後
22:20

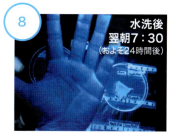
水洗後
翌朝7:30
（およそ24時間後）

第15話 手に固定化した場合のインフルエンザ発症率

　Etakが安全であり、また、手に固定化できるということが分かりました。実際に手に固定化したら、どのような効果が得られるのか、2種の実験によって検証してみることにしました。
　〔実験A〕朝、左右の手それぞれに、以下の処理を行い、菌数変化を実験してみました。
　GROUP1：右手をEtakで、左手を市販のアルコールジェルで処理。
　GROUP2：GROUP1の左右を逆にして処理。
　元々の菌数を100とすると、最初はどちらで処理した手も大体30％前後まで下がります。その後、市販のアルコールジェルを使用した手はすぐに菌数が増えましたが、Etakを使用した手は菌の増殖を抑えました。この実験から、Etakは朝8時から夜8時くらいまで効果が持続することが分かりました。これはウイルスに対しても同じ効果が期待できると考えられます。
　〔実験B〕小・中・高一貫校の協力を得て、生徒さん1,130名を対象に実験を行いました。
　Etak使用群：毎朝Etakのウェットティッシュで手を拭く群。
　Etak未使用群：手を拭かない群。
　3カ月間のインフルエンザ発症率を比較したところ、Etak使用群でEtak未使用群の約半分であり、有意に発症を抑えることが分かりました。

● 手に固定化した場合のEtakの有効性

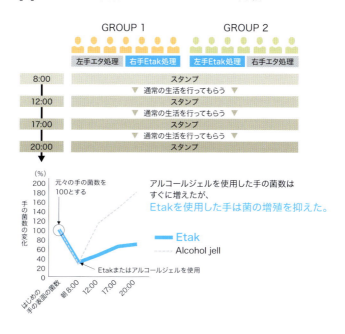

A　Etakと市販のアルコールジェルとの比較

B　Etakの使用とインフルエンザ発症率

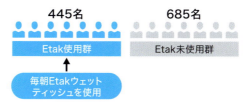

3カ月間のインフルエンザの発症率を比較

	未罹患	発症	合計	発症率
Etak 使用	416	29	445	0.065**
Etak 未使用	597	88	685	0.128

χ^2検定　11.6445　$p<0.001$

第16話 教室をEtakで抗菌してみたら

　広島では公共施設や交通機関でEtakが活用されています。例えば、金融機関でのATM画面の清掃、タクシーやフェリーの客室清掃にも使われています。

　Etakは市内の学校でも使用されているのですが、教室の机を処理した時に、どのくらい抗菌性が持続するのか検証してみました。

　教室の机を4グループに分けて、1つは70％エタノールで処理、その他は0.06％ Etak、0.12％ Etak、0.45％ Etakで処理して、1日24時間の抗菌性を検証しました。処理後の4時間、9時間、24時間の菌数を測定すると、Etakで処理した机は、ほとんど菌数が増えずに抗菌状態が維持されます。

　エタノールも一度抗菌されると、4時間後まではかなり維持されますが、その後、効果が低下し、菌が増殖していきます。〔実験A〕

　また、同様の処理で5日間の検証も行いました。2日目までは各処理で大差はありませんが、3日目からエタノールと0.06％ Etakは菌が増殖してきます。5日目になると、エタノールは全く抗菌性がなくなりますが、Etakで処理した机は抗菌性を維持します。0.06％ Etakは3日目頃から抗菌性が薄まるものの、それでも処理前の半分程の菌数に抑えています。〔実験B〕

　以上から、教室の机を週2回Etakで処理することで、教室の抗菌性はかなり保たれることが分かりました。

- 実際の教室で使用した場合の抗菌性の持続

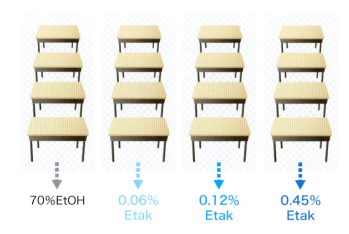

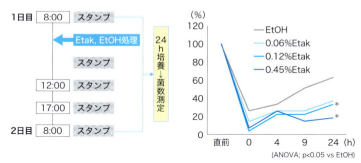

A 24時間の抗菌持続試験

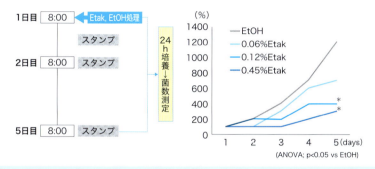

B 5日間の抗菌持続試験

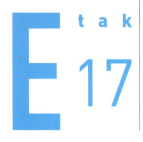

第17話

Etakを医療現場の
バリアプロテクション強化に

バリアプロテクション
皮膚・口腔・気道の3経路からの侵入を防護するため、防護用品(手袋・ガウン・マスク・ゴーグル・キャップ等)を着用すること。

　開発当初から、Etakを医療現場で活用したいと考えていました。Etak処理の白衣やマスクは、医療従事者はもちろん、患者さんにも安全・安心を提供できます。

　医療現場で問題となるのが院内感染です。なかでも、待合室はウイルスの感染場所にもなるので、ぜひ待合室の清掃にもEtakを活用していただきたいと考えます。

　歯科医院ではユニットのチェアや術者が触れる無影灯のアームなどの抗菌にも最適です。また、歯科医療従事者はマスクをしますが、マスク表面と内側にEtakを噴霧することで診療時の汚染だけでなく、マスク内側の臭いも防ぐことができます。

　さらに、ゴーグルはほとんどの製品が抗菌加工されていないので、Etakを噴霧していただきたいと思います。マスクやゴーグルに処理をしておけば、グローブを外した後に万が一素手で触っても、感染リスクを下げることが期待できます。

　また、ジェクス株式会社より販売されている業務用Etakや、クラボウがEtakを応用して開発した抗ウイルス機能繊維加工技術の白衣やマスクは、2011年3月の東日本大震災では仮設病院や避難所にも届けられました。

　そして2013年、Etakは「感染の拡大を防ぐ固定化できる抗菌抗ウイルス消毒薬」として文部科学大臣表彰(科学技術賞　開発部門)をいただくことができました。

● 医療現場でのEtak事例

抗ウイルス機能繊維加工技術によってできた白衣

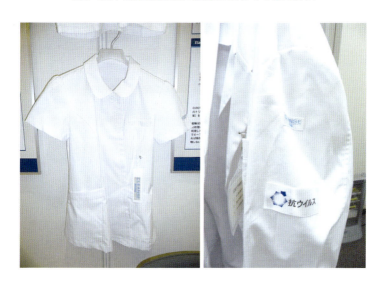

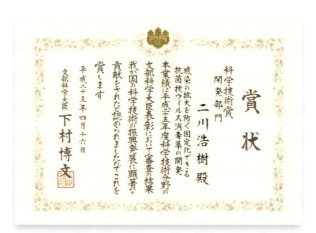

Etakの開発成果が平成25年度 文部科学大臣表彰（科学技術賞 開発部門）を受賞しました。

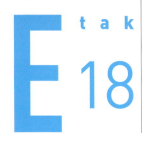

第 18 話

医療現場での認識に注意

　Etakは医療現場で応用できる固定化抗菌成分ですが、消毒薬として万能ではないということを胆に銘じて使っていただきたいと思います。

　アメリカ疾病管理予防センター（CDC）が出している指針では、微生物をすべて殺菌除去することが滅菌です。消毒は基本的には病原性の微生物を除去するものですが、あくまでも滅菌よりも下のクラスです。

　CDCでは消毒を高水準、中水準、低水準の3つのクラスに分類していますが、高水準は病原性微生物の芽胞にも効き、中水準は抗酸菌とか結核菌にも効くものです。ただし、高水準消毒薬はモノや環境などの消毒に用いるもので、中水準消毒薬は皮膚面までは消毒可能です。Etakは低水準消毒薬に分類され、皮膚・粘膜・傷口などの消毒に用いることが可能です。

　しかし、Etakによって滅菌できるわけではありません。治療の際に患者さんの口で使用する器具はオートクレーブ等で滅菌しないといけません。

　Etakは非常に安全で、手などの皮膚にも固定化できる消毒薬です。また、その抗菌スペクトルはかなり広いので、身近な感染予防という意味で待合室やパウダールームの清掃や、術者が身につける防具などに使ってほしいと思います。ただし、決して万能な消毒薬ではないということをご認識いただきたいと思います。

CDC
Centers for Disease Control and Preventionの略。アメリカ国民の快適かつ衛生的な生活のために、公衆衛生に資する研究等を行っている連邦政府機関である。慢性疾患、感染症の調査・報告、公衆衛生関係者の教育・研修、がん予防のためのがん登録、世界各地で発生する原因不明疾患の調査・研究等々、幅広い活動を行っている。また、CDC全体の研究員・職員数はおよそ1万2千人であり、WHOにも常時派遣されている。

- CDCによる消毒薬の水準

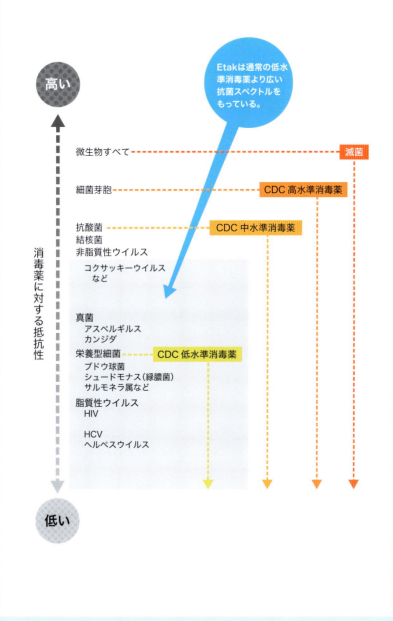

第19話 今度こそ、Etakを歯科領域で①

さまざまな分野でEtakは製品化されてきましたが、最近になって、やっとEtakを口腔に応用できる道も開けてきました。

高齢化が進む我が国で、これからの歯科界のテーマの1つに口腔乾燥症（ドライマウス）への対応があります。高齢や基礎疾患の治療の影響により口腔乾燥症になると、口腔内細菌が繁殖してう蝕や歯周病、口腔カンジダ症などを頻発させてしまいます。とくに、寝たきりの患者さんは口腔乾燥症が多いので、Etakを応用した口腔保湿剤を製品化したいと考えていました。

まだ実験段階ですが、Etak配合保湿ジェルで処理したハイドロキシアパタイト（歯の主成分）では、処理後に未洗浄、水洗、水洗後超音波洗浄を行ったなどのサンプルでも、むし歯菌・歯周病菌に対して高い抗菌性を示しており、歯の抗菌加工ができていることが確認できました。

またその他に、Etakを配合した義歯用スプレーなども製品化に向けた検証を行っています。〔P126参照〕

近い将来、これらが製品化されてセルフコントロールが十分にできない高齢者や障がいを持った患者さん、そして、介護の現場などで活用していただけるようになれば幸いです。

- Etak配合口腔保湿剤による実験

むし歯菌に対する抗菌試験

Streptococcus sobrinus

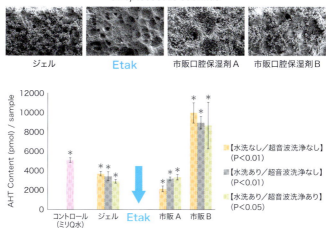

歯周病菌に対する抗菌試験

Aggregatibacter actinomycetemcomitans

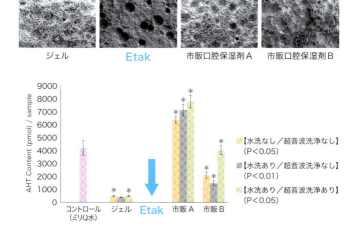

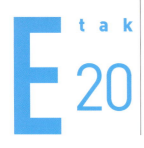

第20話

今度こそ、Etakを歯科領域で②

　厚生労働省の統計では、毎回、高齢者の死因の上位に肺炎が挙がります。その肺炎の多くが誤嚥性肺炎といわれており、高齢者にとっても口腔内微生物のコントロールは非常に大きな課題です。

　私はこれまで、義歯の汚れやその除去の重要性について研究してきました。その成果から、Etakを義歯患者さんに役立てられないかという思いがありました。Etakには界面活性作用があり、汚れを取ることができます。さらに、抗菌成分を固定化し、効果を持続できます。そして、使えば使うほど抗菌性は増していく。その特性から、例えば外出先でも手軽に洗えるような製品を作りたいと考えていました。

　そしてついに、スプレータイプの義歯洗浄剤を企業と共同開発するに至りました。まずはカンジダ菌のバイオフィルム形成に対する抑制効果を検証し、有意な結果が認められました。〔A〕

　また、高齢者施設にご協力いただき、検証を行いました。総義歯患者10名を、Etak使用群と従来通りの洗い方のEtak未使用群の2群に分け、日常生活で義歯を使用してもらい使用前後の汚れを観察しました。Etak未使用群では明らかに菌数が増加していきましたが、Etak使用群では義歯の汚れが減少する傾向が見られました。〔B〕

　口腔分野でのEtak製品にご期待ください。

界面活性作用
界面（物質、例えば液体と液体、液体と固体、液体と気体の境界面）に作用して液体の表面張力を下げる作用。1つの分子中に、親水基（水になじみやすい部分）と親油基（油になじみやすい部分）を持つ物質が、その構造により、本来であれば水と油のようになじみ合わないものを混ぜ合わせ、汚れを落とす作用のこと。

● Etak義歯用スプレーによる実験

A カンジダ菌のバイオフィルム形成の抑制

12時間培養後

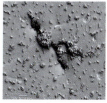 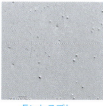

コントロール　　　Etakスプレー

レジン板上にバイオフィルムを12時間形成させたところ、Etakスプレーを噴霧させたレジン板上にはバイオフィルムの形成が認められなかった。

24時間培養後

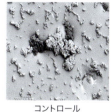 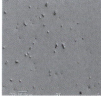

コントロール　　　Etakスプレー

24時間培養後も、Etakスプレーを噴霧させたレジン板上にはバイオフィルムの形成が認められなかった。

B Etak義歯用スプレーの実験

Etak使用群　毎食後、義歯を水洗した後、試作Etak義歯用スプレー（Etakエタノールスプレー）を噴霧（1プッシュのみ）

試験前　　　　3日後　　　　7日後

Etak未使用群　毎食後、義歯用ブラシと義歯洗浄剤を用いて義歯を清掃（通常通り）

試験前　　　　3日後　　　　7日後

●著者プロフィール

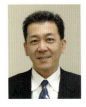

二川浩樹（にかわ ひろき）

歯科医師　歯学博士　日本歯科補綴学会専門医・指導医　Infection Control Doctor

1986年　広島大学歯学部卒業、同大学大学院入学
1990年　歯学研究科修了、歯学博士
歯学部附属病院講師を経て、
2005年　広島大学歯学部教授
2012年　広島大学歯学部副学部長

著書／『義歯の洗浄 デンチャープラーク・フリーの最前線』（デンタルダイヤモンド社、2002年）
　　　　『高齢者歯科ガイドブック』（医歯薬出版、2003年）
　　　　『抗菌・抗ウイルス材料の開発・評価と加工技術』（技術情報協会、2013年）

歯科口腔抗菌考

2015年11月19日　第1版第1刷発行

著　者　二川浩樹
発行者　辻　啓延
発行所　メディア株式会社
　　　　〒113-0033　東京都文京区本郷3-26-6 NREG本郷三丁目ビル
　　　　Tel：03-5684-2510（代）Fax：03-5684-2516
　　　　http://www.media-inc.co.jp/
印刷所　株式会社エーヴィスシステムズ

Ⓒ Hiroki Nikawa

●本書の複製権・上映権・譲渡権・公衆送信権（送信可能化権を含む）は、メディア株式会社が保有します。

● JCOPY 〈㈳出版者著作権管理機構 委託出版物〉
本書の無断複製は著作権法上での例外を除き禁じられています。複製される場合は、そのつど事前に、
（社）出版者著作権管理機構（電話 03-3513-6969、FAX 03-3513-6979、e-mail: info@jcopy.or.jp）
の許諾を得てください。

ISBN978-4-89581-019-7 C3047